肿瘤多学科诊疗系列丛书

总主编　于金明

常见恶性肿瘤MDT典型病例

主　编　李宝生　邢力刚　赵　磊　王哲海

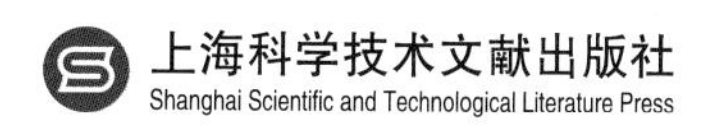

上海科学技术文献出版社
Shanghai Scientific and Technological Literature Press

图书在版编目（CIP）数据

常见恶性肿瘤 MDT 典型病例 / 李宝生等主编 . -- 上海：上海科学技术文献出版社，2022
ISBN 978-7-5439-8574-2

Ⅰ . ①常… Ⅱ . ①李… Ⅲ . ①肿瘤—病案—分析
Ⅳ . ① R73

中国版本图书馆 CIP 数据核字（2022）第 098677 号

策划编辑：张　树
责任编辑：应丽春
封面设计：李　楠

常见恶性肿瘤 MDT 典型病例
CHANGJIAN EXING ZHONGLIU MDT DIANXING BINGLI
主　　编：李宝生　邢力刚　赵　磊　王哲海
出版发行：上海科学技术文献出版社
地　　址：上海市长乐路 746 号
邮政编码：200040
经　　销：全国新华书店
印　　刷：朗翔印刷（天津）有限公司
开　　本：787mm × 1092mm　1/16
印　　张：10.25
版　　次：2022 年 7 月第 1 版　2022 年 7 月第 1 次印刷
书　　号：ISBN 978-7-5439-8574-2
定　　价：158.00 元
http：//www. sstlp. com

常见恶性肿瘤MDT典型病例

编委会

总主编

于金明

主　编

李宝生　邢力刚　赵　磊　王哲海

编　委

（按姓氏笔画排序）

于　水　王仁本　王银霞　井绪泉　石学涛
冯　瑞　巩合义　朱　慧　朱昆莉　朱栋元
刘乃富　刘增军　孙晓蓉　孙燕来　单军奇
李　佳　李　静　李明焕　杨　佳　宋趣清
张英杰　陈　亮　陈金龙　范秉杰　岳金波
周春阳　胡　漫　徐　瑾　徐淑慧　郭秋芬
曹一鸣　曹秀娟　崔　凯　董　伟　谢　鹏
慕逢春　滕　凯

主编简介

总主编简介

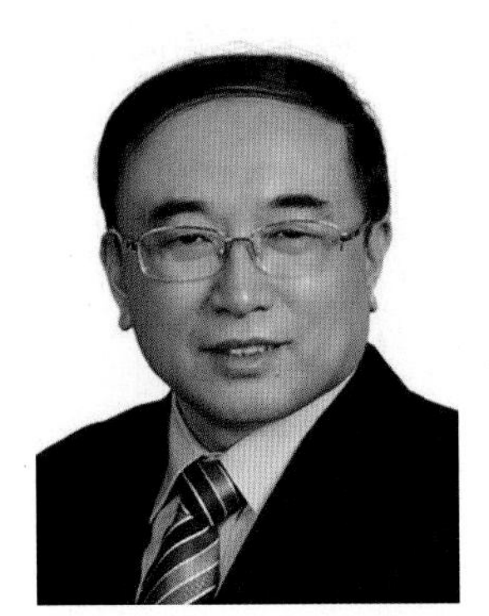

于金明，中国工程院院士，医学博士，现任山东第一医科大学（山东省医学科学院）名誉校（院）长、山东省肿瘤医院院长。中央联系的高级专家，中央保健会诊专家，中国共产党第十七次全国代表大会代表，第十届、第十二届、第十三届全国人民代表大会代表。

兼任中国临床肿瘤学会 CSCO 候任理事长，中国抗癌协会副理事长，中华医学会放射肿瘤学专业委员会名誉主任委员，中国抗癌协会放疗专业委员会名誉主任委员，山东省第十三届人大常委会委员、教科文卫委员会副主任委员，山东省院士专家联合会会长，山东省高层次人才促进会会长，山东省抗癌协会理事长，山东省医学会肿瘤学分会主任委员。

在国际和国内率先开展了肿瘤的立体定向、适形、调强放疗、影像引导的放疗、生物学靶区、分子影像学和基因增敏等多项代表国内外先进水平的研究工作，其研究成果修改了美国、欧洲、加拿大和中国等多个国家的肿瘤临床治疗指南和规范。为首或为主完成科研课题十几项，2006 年《逆向动态适形调强放疗系统的研发与推广应用》和 2009 年《功能影像技术引导的肿瘤放射治疗》分别为首获国家科技进步二等奖，2017 年《肺癌精准放射治疗关键技术研究与临床应用》为主获国家科技进步二等奖，2015 年获何梁何利基金科学与技术进步奖，2010 年为首获山东省科技进步最高奖，为首先后获省科技进步一等奖三项，获国家发明专利多项。为首承担多项国家“863”、国家“十五”“十一五”“十二五”重大攻关课题、国家自然科学基金课题。多次应邀到美国斯坦福大学等国际著名大学和医疗机构进行学术讲座，多次应邀到欧美等国际学术大会做主题报告。

现任《中华肿瘤防治杂志》和《中华放射肿瘤学杂志》等多家杂志的主编或副主编。近年来共在国内外公开学术杂志上发表论文 600 余篇，其中被 *Cancer*、*J Nucl Med*、*Int J Radiat Oncol Biol Phys* 等国际著名 SCI 杂志收录 200 余篇，出版专著 20 余部。培养硕、博士研究生 200 余名。其率领的团队被山东省委、省政府评为“山东省十大优秀创新团队”，并授予集体一等功。2011 年当选中国工程院院士。

第一主编简介

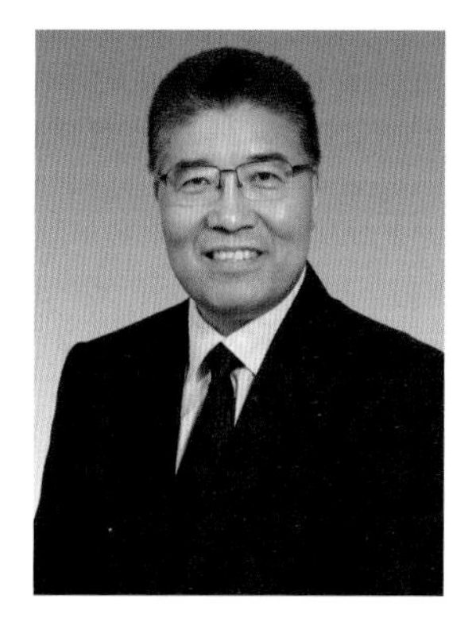

李宝生，博士，博士生导师，二级教授，山东省泰山学者岗位特聘专家，山东第一医科大学附属肿瘤医院（山东省肿瘤医院）副院长、山东第一医科大学临床与基础医学学院副院长、肿瘤学系主任。

兼任中国医师协会放射肿瘤治疗医师分会会长，中华医学会放射肿瘤学分会候任主任委员，中国抗癌协会放射肿瘤学分会副主任委员，山东省医学会肺癌多学科联合委员会主席，山东省医学会肿瘤学分会候任主任委员，山东医师协会放射肿瘤治疗医师分会主任委员。

《国际肿瘤学杂志》主编，《中华肿瘤防治杂志》和《国际放射医学核医学杂志》副主编，《中华放射肿瘤学杂志》编委。

承担国家自然科学基金课题 5 项，其中重点项目 1 项，国家重大科技攻关计划课题 1 项，承担省部级课题 8 项；以第一或通讯作者发表 SCI 收录论文百余篇；发明专利 8 项；首位获国家科技进步二等奖 1 项、为主（2，3 位）获国家科技进步二等奖 2 项，首位获省部级科技进步一等奖 2 项、二等奖 3 项（含中华医学科技奖）、三等奖 3 项。

第二主编简介

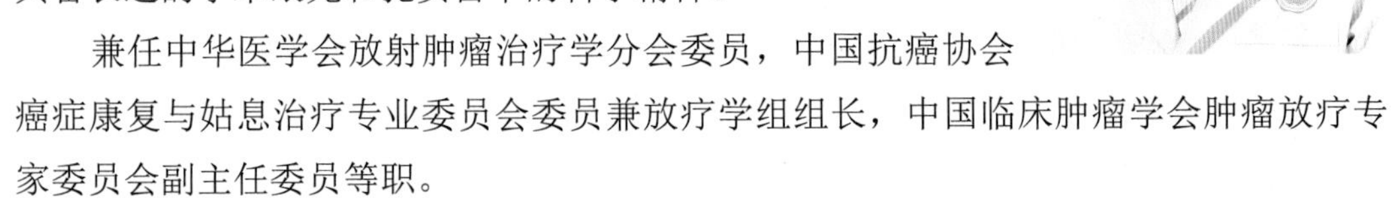

邢力刚，肿瘤学博士，主任医师，临床医学教授，博士生导师，现任山东第一医科大学附属肿瘤医院（山东省肿瘤医院）院长助理、科教外事部主任、临床研究部主任。师从于我国著名放射肿瘤学家于金明院士，在美国纽约纪念斯隆凯特琳癌症中心进修工作 4 年。擅长胸部肿瘤的放射治疗，熟练运用三维适形调强放疗、立体定向放疗、生物调强放疗等先进放疗技术，具备长远的学术眼光和扎实苦干的科学精神。

兼任中华医学会放射肿瘤治疗学分会委员，中国抗癌协会癌症康复与姑息治疗专业委员会委员兼放疗学组组长，中国临床肿瘤学会肿瘤放疗专家委员会副主任委员等职。

主持国家自然科学基金面上项目 3 项，主持多项国际、国内多中心临床研究项目；为首获山东省科技进步三等奖 2 项，参与获国家科技进步二等奖 2 项；以第一或通讯作者发表 SCI 论文 50 余篇，研究成果多次在全球肿瘤学顶级会议中交流。率领团队成为国内首家通过 RTOG（美国放射治疗协作组）放疗质量认证的临床中心，承担 RTOG 在中国组织实施的首项多中心临床试验。

第三主编简介

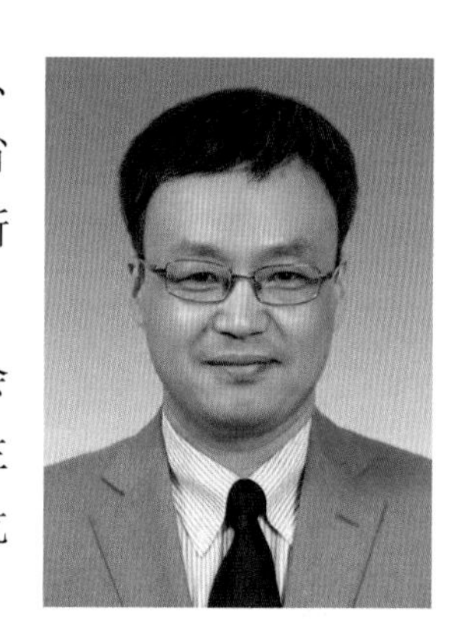

赵磊，医学博士，主任医师，山东大学、山东第一医科大学、汕头大学医学院教授、博士研究生 / 博士后导师。现任山东省肿瘤医院院长助理、大外科主任。英国牛津大学 Gray 研究所 CRUK Fellow、博士后，齐鲁卫健领军人才。

兼任中国抗癌协会青年理事会常务理事，山东省抗癌协会青年理事会副理事长，全国欧美同学会医师协会肝胆分会副主任委员，山东省医学会肠内外营养分会副主任委员，山东省抗癌协会肝胆肿瘤分会候任主任委员等。

从事肝胆胰肿瘤外科临床工作，同时近十年以第一或通讯作者发表 SCI 文章 10 篇，总影响因子 80 余分，发表杂志包括 *Hepatology*、*J Hepatol*、*Clin Infec Dis* 等。单篇最高被引 300 余次（ESI 高被引论文），引用频次前三位的文章累计被引用 500 余次。为首获山东省科技进步二等奖一项，中国抗癌协会科技二等奖一项。主持国家自然基金五项。

第四主编简介

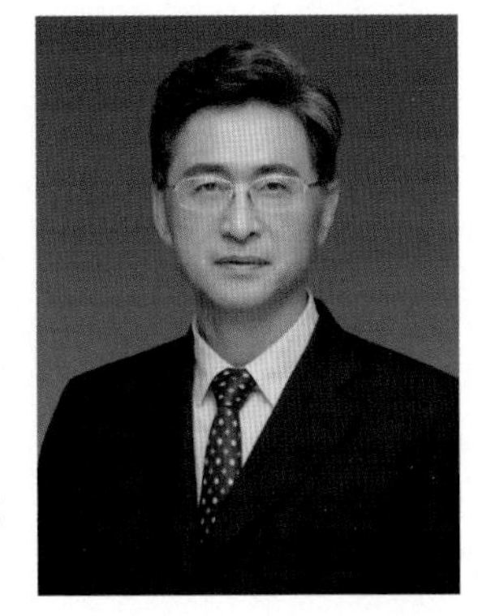

王哲海，主任医师，研究生导师。现任山东省肿瘤医院副院长、党委委员。

兼任中国临床肿瘤学会常务理事，中国临床肿瘤学会非小细胞肺癌专家委员会副主任委员，中国临床肿瘤学会抗肿瘤药物安全专家委员会副主任委员，中国医促会胸部肿瘤分会副主任委员，中国初级医疗保健基金会肺癌专业委员会副主任委员，山东省抗癌协会常务理事，山东省癌症中心副主任，山东省抗癌协会肺癌分会主任委员。

序

多学科诊疗（MDT）是恶性肿瘤临床诊疗的一种国际标准模式。通过 MDT 提高诊断、治疗的规范性，是提升恶性肿瘤疗效的重要途径。我院近年来不断完善 MDT 流程，在线上多学科会诊的覆盖面不断提升的同时，积极推动肿瘤患者大型会议多学科会诊（MDT）工作，目前已覆盖肺癌、食管癌、乳腺癌、肝胆胰肿瘤、胃和结直肠肿瘤、头颈部肿瘤、妇科肿瘤等主要瘤种，为所有首诊患者提供固定时间、固定地点、固定专家和规范化、高端化、同质化的免费会议 MDT，为了使每一位患者受益，专家们经常连续工作 7 ～ 8 个小时，两个包子一碗汤，加班到晚上九点！

本书汇集了我院各科室专家整理的 MDT 典型病例，包括肺癌、食管癌、头颈部肿瘤、胃肠道肿瘤、前列腺癌、胰腺癌、卵巢癌等多种常见肿瘤。每一个病例中，从详细的询问病史、仔细的体格检查及相关的辅助检查，到寻找肿瘤发展的蛛丝马迹，并给予相应的诊治。通过这些典型病例的诊治，传递目前常见恶性肿瘤的临床特点、诊断及鉴别诊断、治疗进展、预防及预后，并提供各学科诊治的临床思路。

本书为肿瘤多学科诊疗系列丛书的第一部专著，希望汇集的这些典型病例能够起到举一反三的效果，对于广大肿瘤科医生和研究生、住院医师规范化培训学员等，有一定的借鉴价值。

中国工程院院士

山东第一医科大学附属肿瘤医院院长

中国临床肿瘤学会（CSCO）候任理事长

2022 年 1 月

前 言

多学科诊疗团队（Multi-disciplinary team，MDT）通常指由来自两个以上相关学科、相对固定的专家组成工作组，针对某一器官或系统疾病，通过定时、定址的会议，提出诊疗意见的临床治疗模式，是有计划地、合理地应用现有治疗手段治疗疾病的组织保障。肿瘤的 MDT 通常包括肿瘤外科医生、肿瘤内科医生、放射治疗医生、病理医生、医学影像诊断医生、肿瘤基础研究人员、护士以及社会工作者等。MDT 诊疗对于肿瘤患者治疗策略的制订非常重要，是提高疗效的重要手段。

山东第一医科大学附属肿瘤医院近年来不断完善 MDT 流程，在线上多学科会诊的覆盖面不断提升的同时，积极推动肿瘤患者会议 MDT 工作，目前已开展肺癌、食管癌、乳腺癌、肝胆胰肿瘤、胃和结直肠肿瘤等主要瘤种，为所有首诊患者提供科学、规范、个体化的诊疗方案，使肿瘤患者真正获益。

本书收集了我院中青年专家们整理的常见恶性肿瘤的 MDT 诊疗病例，这些病例不但详细展示了 MDT 的过程，也阐明了不同肿瘤的临床表现，以及与其他疾病的鉴别诊断，同时每一个病例都附上了典型的影像学和主要检查资料。这些病例的分析对于提高肿瘤科医生和医学生的认知和诊治水平一定的帮助。

本书出版之际，衷心感谢参与编写的各位专家及提供引用病例的各位专家。由于水平有限，本书内容难免存在不足之处，恳请广大读者在阅读过程中不吝赐教，给予指正。

编　者

2022 年 1 月

于济南

目　录

病例 1

口咽 PNET

一、病历摘要

患者男，21 岁，2019 年 11 月患者无明显诱因出现吞咽阻挡感，偶有饮水呛咳，自行检查发现右侧咽部有一肿物，偶有肿物局部隐痛，无发热、盗汗，无咳嗽、咳痰，无咯血、呕血等伴随症状。

现病史：患者至当地医院行 MRI 检查示右侧舌体与扁桃体之间异常信号灶，性质待查，建议内镜进一步检查。患者于 2019 年 11 月 20 日至某省级医院就诊，行右侧口咽部肿物活检，活检病理示（右侧口咽）小细胞恶性肿瘤，结合免疫组化结果符合外周原始神经外胚层瘤（PNET），免疫组化：Vimentin+、Syn+（灶）、CD56+（灶）、CD99+、Fli-1+、NSE-、CD57-、S-100-、CD3-、CD20-、CD5-、PAX-5-、CD68-、MyoD1-、Myogenin-、SMA-、desmin-、CK-、CgA-、P53+（60%）、Ki-67+（30%）。至另一家省级医院会诊病理示（右侧口咽）符合原始神经外胚层肿瘤（PNET/ 骨外尤文肉瘤）。免疫组化：CD99（+）、CD117（+）、NSE（+）、Syn（+）、SSTR2（-）。2019 年 11 月 27 日患者为求综合治疗第一次入我院。

既往史：患者既往有高尿酸血症病史。

体格检查：右侧扁桃体及舌根交界处可见一分叶状表面光滑肿物，表面附有少许白色假膜，无破溃及出血，质硬，肿物与舌根和右侧口咽侧壁分界不清，大小约 3cm×2.5cm，向内接近悬雍垂，软腭无受累，抬举良好，咽反射存在，舌体外形正常，伸舌居中（病例 1 图 1）。双侧颈部未触及明显肿大淋巴结。

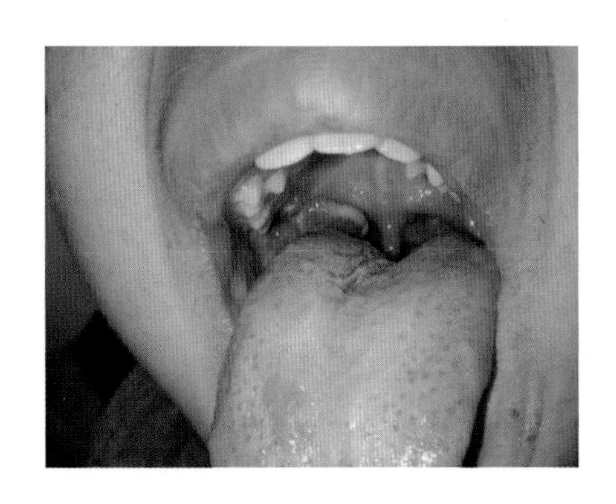

病例 1 图 1　右侧扁桃体及舌根交界处可见一分叶状表面光滑肿物

二、入院诊断

1．右侧口咽原始神经外胚层肿瘤（cT1bN_0M_0，G_3，Ⅱ b 期）。

2．高尿酸血症。

三、诊疗经过

1．入院后检查　2019 年 11 月 28 日 CT（病例 1 图 2）：影像所见右侧口咽壁明显较对侧增厚，不均匀强化，右侧颈部及颌下示多发结节灶，大者短径约 0.8cm；右侧基底节区示结节高密度影，左侧基底节区示圆形低密度灶，边缘清晰，密度较低。影像诊断：①右侧口咽壁增厚，结合临床，考虑恶性肿瘤，②右颈部及颌下多发肿大淋巴结；③胸部扫描未见异常；④脑实质高密度灶，转移？建议 MR 检查；左侧基底节区脑软化灶；⑤脾大。

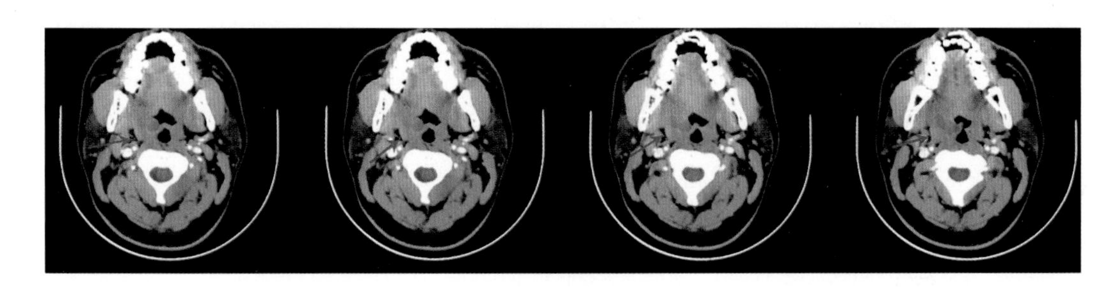

病例 1 图 2　2019 年 11 月 28 日 CT

2019 年 11 月 28 日 MRI（病例 1 图 3）：影像所见右侧舌体外后部与扁桃体之间示异常信号灶，呈长 T_1 略长 T_2 信号影，DWI 呈不均匀高信号，增强扫描结节状轻度强化，范围约 1.9cm×1.6cm，边缘模糊，侵及邻近舌体右后部。邻近双侧扁桃体饱满。右侧筛窦黏膜略增厚。鼻咽后壁右侧示小囊性无强化灶。颈部颏下Ⅰ a 区示短径约 1.0cm

圆形淋巴结，另双颈部Ⅰa、Ⅰb、Ⅱ、Ⅲ、Ⅳ、Ⅴ区多发短径不足 1.0cm 淋巴结，多呈条状。右侧基底节区示结节状异常信号，呈长 T_1 等短 T_2 信号影，FLAIR 呈略低信号，DWI 呈明显低信号，增强扫描结节状明显强化，长径约 0.8cm，边缘尚规整；MRS 显示局部 Cho 峰、Cr 峰及 NAA 峰未见明显异常增高或减低。左基底节区偏下部示囊性无强化灶，考虑扩大的血管周围腔隙。影像诊断：①右侧口咽占位，大小约 2.9cm×3.5cm，考虑恶性并右颈部淋巴结肿大，左颈部淋巴结稍大，请结合病理；②右侧基底节区强化灶，建议观察；③左侧基底节区软化灶。

2019 年 11 月 28 日我院病理会诊（病例 1 图 4）：（右侧口咽）符合原始神经外胚层肿瘤（PNET/ 骨外尤文肉瘤）。免疫组化：Vimentin（+）、Syn+（+）、CD56（+）、CD99（+）。

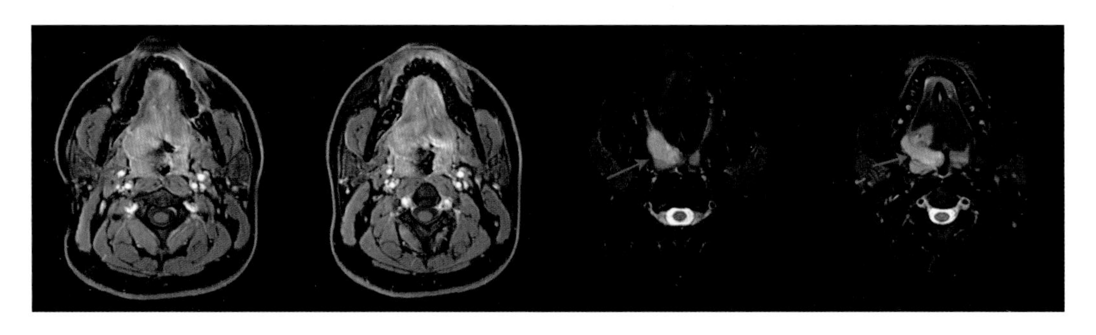

病例 1 图 3　2019 年 11 月 28 日 MRI

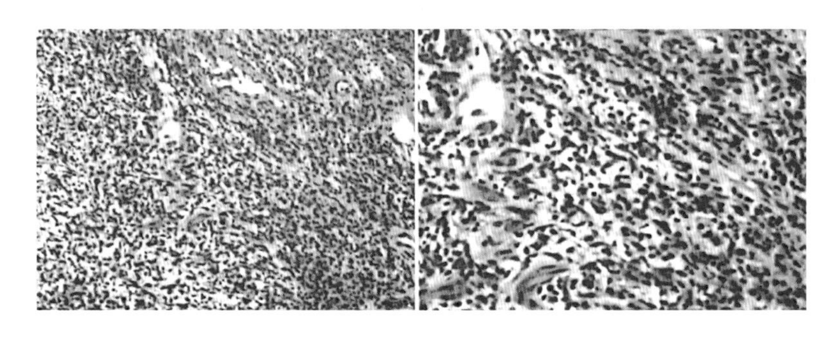

病例 1 图 4　2019 年 11 月 28 日我院病理会诊

2019 年 11 月 29 日 PET-CT 检查（病例 1 图 5）：①结合临床，右侧舌根与右侧扁桃体之间示软组织类结节灶，右侧口咽形态失常，局部与右侧扁桃体分界不清，呈异常放射性摄取增高，摄取灶最大截面约 3.4cm×1.4cm，最高 SUV 10.9，双侧扁桃体对称性放射性摄取增高，最高 SUV8.6；②双颈部、双锁上多发小淋巴结，部分略高代谢，首先考虑炎性，建议观察。

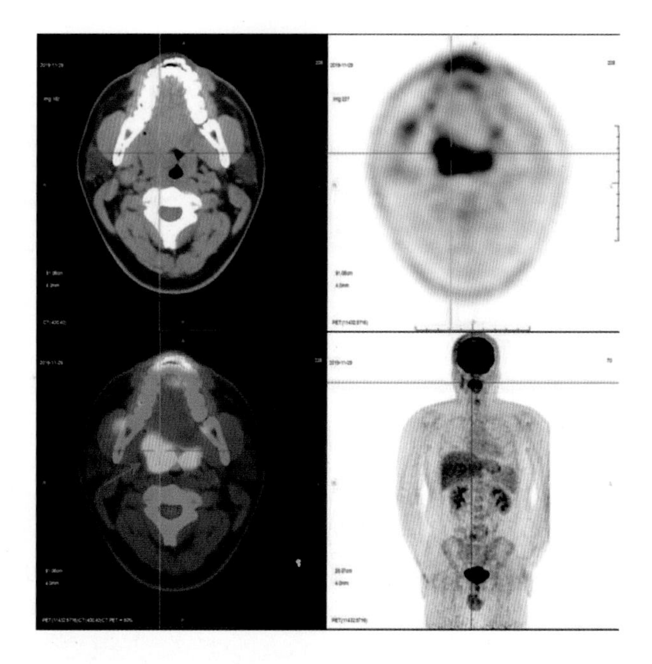

病例 1 图 5　2019 年 11 月 29 日 PET-CT 检查

2．MDT 会诊意见

（1）肿瘤内科专家意见：结合患者病史、临床查体、影像学检查及多家医院病理诊断结果，该患者右侧口咽 PNET 诊断明确，属于高度恶性肿瘤，化疗敏感，建议行诱导化疗，化疗方案包括环磷酰胺、长春新碱、顺铂、表柔比星、异环磷酰胺、依托泊苷等药物，可交替化疗，2 周期化疗后评价疗效，建议 4 周期化疗后考虑行局部治疗及辅助化疗。

（2）肿瘤放疗科专家意见：根据组织病理及免疫组化检测结果，同意患者右侧口咽 PNET 诊断，可以完善肿瘤原位杂交检测明确是否存在 EWS-FLI 基因融合，进一步验证诊断。PNET 为恶性肿瘤，易复发转移，建议新辅助化疗后评估疗效，PR 或 CR 建议予以放疗，疗效 SD 或 PD 建议手术，术后辅助放化疗。

（3）头颈外科专家意见：同意患者目前诊断分期，建议综合治疗，建议先给予化疗，患者发病部位在口咽，广泛手术切除的创伤较大，肿瘤退缩明显建议行局部放疗代替手术，减少手术损伤、保全口咽功能。肿瘤化疗不敏感建议手术。

（4）MDT 会诊结论：建议行新辅助化疗 2 周期，根据化疗疗效选择下一步治疗方案。

3．治疗过程　2019 年 12 月 4 日、2019 年 12 月 26 日给予 2 周期新辅助化疗，具体用药：顺铂 40mg　d1 ～ d3 ＋环磷酰胺 1.2　d1 ＋长春新碱 2mg　d1 ＋表柔比星 50mg　d2 ～ d3，并给予美司钠减轻毒性反应，化疗消化道反应 I 度，无骨髓抑制，化疗后体检肿物较前缩小，化疗后诉乏力、偶有胸闷、心悸不适，休息后好转。

2020 年 1 月 15 日 2 周期化疗后 MRI（PR 1.8cm×3.2cm）（病例 1 图 6）。

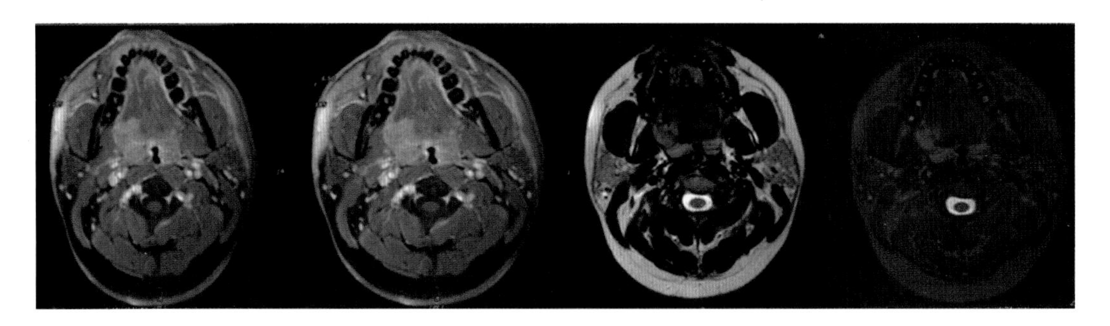

病例 1 图 6　2020 年 1 月 15 日 2 周期化疗后 MRI

2020 年 1 月 17 日入院给予第 3 周期新辅助化疗，根据内科意见给予交替化疗：异环磷酰胺 2.5g d1 ～ d5 ＋依托泊苷 0.12g d1 ～ d5，化疗顺利，消化道反应Ⅰ度，骨髓抑制 0 度，口咽肿物较前进一步缩小。2020 年 2 月 5 日入院给予第 4 周期新辅助化疗。

2020 年 2 月 24 日 4 周期化疗后 MRI（PR 1.9cm×1.6cm），肿瘤最大径退缩 45%，达到 PR（病例 1 图 7）。

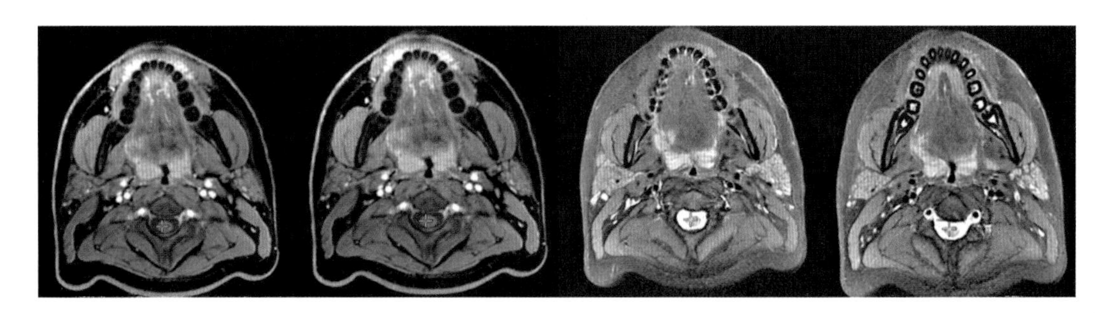

病例 1 图 7　2020 年 2 月 24 日 4 周期化疗后 MRI

2020 年 3 月 3 日与头颈外科、肿瘤内科讨论后给予根治性放疗，放疗靶区 GTV 包括右侧口咽病变，CTV 包括 GTV 外放 1.5cm 及双颈部Ⅰ、Ⅱ、Ⅲ、Ⅴa、Ⅶ区淋巴引流区放疗 DT 60Gy/30F，右侧口咽病变加照至 66Gy/33F，影像学复位示病灶显示不清。放疗中给予镇痛、护胃、鼻饲营养支持治疗，放射性黏膜炎Ⅲ度（病例 1 图 8）。

2020 年 7 月 14 日放疗后 3 个月复查 MRI 结果（CR），患者因放化疗毒副反应，未及时行下一步辅助化疗（病例 1 图 9）。

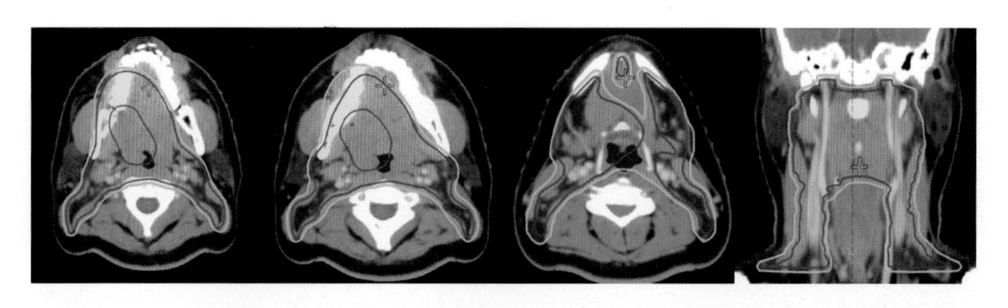

病例 1 图 8　根治性放疗

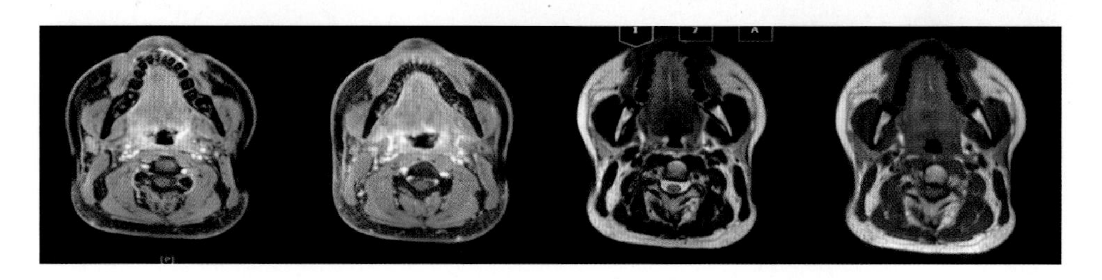

病例 1 图 9　2020 年 7 月 14 日放疗后 3 个月复查 MRI

2020 年 7 月 10 日起继续行辅助化疗 4 周期，具体用药：异环磷酰胺 2.5g d1 ～ d5 ＋依托泊苷 0.1g d1 ～ d5，每 4 周重复，期间行胃造瘘肠内营养，考虑患者前期治疗效果达 CR，放疗黏膜反应明显，进食、营养状况一般，增加化疗强度耐受性差，未再更换化疗方案。

2020 年 9 月 23 日累计化疗 6 周期后行 PET/CT 复查右侧口咽未见明显异常代谢灶，疗效 CR（病例 1 图 10）。

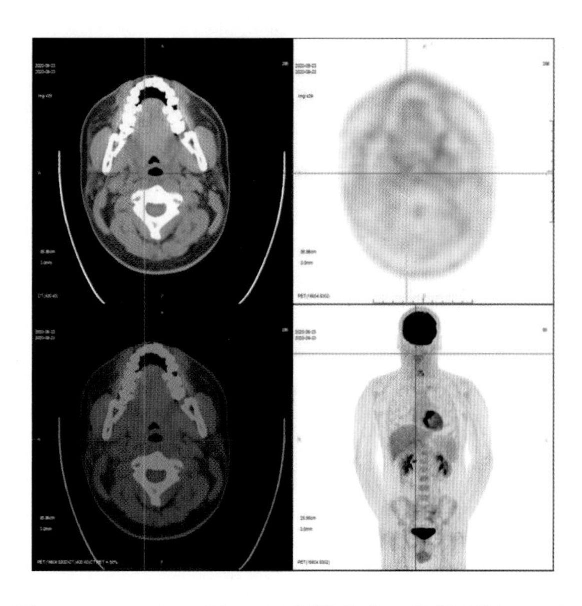

病例 1 图 10　2020 年 9 月 23 日累计化疗 6 周期后行 PET/CT 复查

2021 年 1 月 25 日治疗结束后 3 个月复查 CT（CR），已拔除胃造瘘管，自主进食，无吞咽困难、饮食呛咳等症状（病例 1 图 11）。

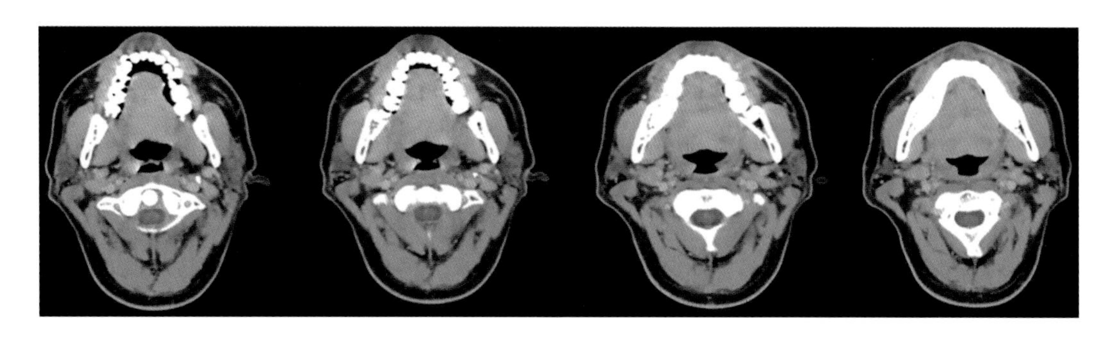

病例 1 图 11　2021 年 1 月 25 日治疗结束后 3 个月复查 CT（CR）

2021 年 5 月 8 日治疗后半年复查，病情稳定，无复发、转移。

四、诊疗经验

1. 原始神经外胚层肿瘤（PNET）属于小圆细胞恶性肿瘤，具有多向分化能力，可分化为神经元、胶质细胞、间叶组织等，依据发病部位分中枢性、外周性 PNET 两类。EWS 最早由尤文描述为骨内皮瘤，认为肿瘤来源于骨内血管的内皮细胞。1973 年 Hart 和 Earle 首次描述了 PNET。PNET 与尤文肉瘤镜下特征相似，超过 90% 以上病例存在 t（11，22）（q24，q12）染色体易位，免疫组化指标中通常 CD99、NSE、Vimentin、FLI-1 表达。目前将 PNET 归为尤文肉瘤家族，该家族肿瘤好发于男性，90% 发生于 5 ～ 25 岁，尤以 10 ～ 20 岁多见，属于高度恶性肿瘤。鉴于具有不同的分子遗传学改变和不同的形态学特点，以及具有不同的预后和治疗方案的选择 2020 年的 WHO 第 5 版骨及软组织肿瘤分类将尤文肉瘤与 EWSR1- 非 ETS 家族基因重排肉瘤、CIC 肉瘤和 BCOR 基因异常的肉瘤共同归属于新的分类，即骨及软组织未分化小圆细胞肿瘤。PNET 为化疗高度敏感的肿瘤，多采用包括异环磷酰胺和（或）环磷酰胺、依托泊苷、多柔比星和（或）放线菌素 D、长春新碱的多药联合化疗或交替化疗。局部控制多采用手术、放疗的办法，适形调强放疗可以作为对肿瘤部位难以手术广泛切除的一种有效治疗方法。

2. 该患者口咽原发 PNET，经活检病理证实，至多家医院会诊病理诊断均一致，未再行基因检测。医院 MDT 会诊结合肿瘤类型、特点、生物学行为、分期及患者就诊时状况，制定了新辅助化疗、手术 / 放疗局部治疗、辅助化疗的综合治疗模式。放化疗敏感，疗效 CR，避免了外科根治性手术，保留了口咽功能，改善了生活质量。

3. 该患者综合治疗时间 11 个月，行长疗程化疗及根治性放疗，放射治疗期间口咽黏膜炎III度，进食减少，置入鼻饲管后患者不耐受，且拒绝行胃造瘘术，导致放疗前后体重下降 20kg，一定程度上延长了治疗时间，后期行胃造瘘术后营养状态恢复，完成辅助化疗，考虑耐受性降低，未更换化疗方案。

4. 患者目前病史 20 个月，治疗后 9 个月，时间均较短，长期疗效和生活质量的改善有待后续随访。

（于　水）

参考文献

[1]Ewing J.Diffuse endothelioma of bone.Proc N Y Patho Soc，1921，21：17-24.

[2]Hart MN，Earle KM.Primitive neuroectodermal tumors of the brain in children.Cancer，1973，32：890-897.

[3]WHO Classification of Tumours Editorial Board.WHO classification of tumours.Soft tissue and bone tumours.5th ed.Lyon：IARC Press，2020.

[4]Grier HE，Krailo MD，Tarbell NJ，et al.Addition of ifos-famide and etoposide to standard chemotherapy for Ewing's sarcoma and primitive neuroectodermal tumor of bone.N Engl J Med，2003，348（8）：694-701.

[5]Kolb EA，Kushner BH，Gorlick R，et al.Long-term event-free survival after intensive chemotherapy for Ewing's family of tumors in children and young adults.J Clin Oncol，2003，21（18）：3423-3430.

[6]Krasin MJ，Davidoff AM，Rodriguez-Galindo C，et al.Definitive surgery and multiagent systemic therapy for patients with localized Ewing sarcoma family of tumors：local outcome and prognostic factors.Cancer，2005，104（2）：367-373.

[7]Schuck A，Ahrens S，von Schorlemer I，et al.Radiotherapy in Ewing tumors of the vertebrae：treatment results and lo- cal relapse analysis of the CESS 81/86 and EICESS 92 tri-als.Int J Radiat Oncol Biol Phys，2005，63（5）：1562-1567.

病例 2

口咽癌

一、病历摘要

患者，男，52 岁，汉族，因“发现左颈部肿物 3 个月余，诊为扁桃体癌 10 天”入院。

病史：患者 3 月前无意中发现左侧颈部肿物，约 5cm×2cm 大小，呈不规则形，质地软，固定，表面光滑，无痛，未行治疗。2021 年 2 月 22 日就诊于烟台毓璜顶医院，行 CT 示：①左侧扁桃体占位性病变，考虑恶性肿瘤可能性大；②双侧颈部、颌下、颏下多发增大 / 小淋巴结影，左颈部较大者不除外转移；③左颌下腺增大。后行左扁桃体肿物活检术，检查所见：（左侧扁桃体肿物）灰白色碎组织一堆，总大小 1cm×1cm×0.4cm，质软。术后病理：（左侧扁桃体）低分化鳞状细胞癌。现为求进一步诊治，来我院就诊，门诊以“扁桃体恶性肿瘤”收入我科治疗。患者自发病以来，饮食、睡眠可，大小便正常，体重无明显改变。

既往乙型肝炎小三阳 5 年余，规律服药，控制可。否认高血压、心脏病、糖尿病史，否认精神疾病史，否认结核、疟疾病史，否认重大外伤史，否认输血史，否认食物、药物过敏史。预防接种史不详。无吸烟史，无饮酒嗜好，家族中否认遗传病史。

入院查体：T：36.6℃，P：76 次 / 分，R：19 次 / 分，BP：116/76mmHg，H：160.0cm，W：62.5Kg，BS：1.74m^2，KPS：90 分，NRS2002：1 分，NRS：0 分，CAPRINI：中年男性，发育正常，营养良好，无异常面容，表情自如，自主体位，神志清楚，查体合作。全身皮肤黏膜无黄染，无皮疹，无皮下出血。头颅正常，无眼睑水肿，结膜无苍白，眼球无突出，巩膜无黄染，两侧瞳孔等大等圆直径 3mm，对光反射灵敏。鼻无畸形，通气良好。外耳道无异常分泌物，无乳突痛压，听力初测正常，嗅觉正常。口唇无发绀，口腔黏膜正常，伸舌无偏斜，无震颤，牙龈无红肿，咽部黏膜正常，左侧扁桃体Ⅱ度大，下表面粗糙并结节，右扁桃体无肿大。颈软无抵抗，颈动脉搏动正常，颈静脉正常，气管居中，甲状腺无肿大，无压痛，无震颤，无血管杂音。左颈部Ⅱ区触及融合肿大淋巴结，范围约 5cm×2cm，质硬，固定，边界欠清，无压痛，余浅表淋巴结未触及肿大。双肺呼吸音清，未闻及干湿性啰音。心音有力，未闻及病理性杂音。腹软，肝脾肋下未触及。

辅助检查：

2021 年 2 月颈部 CT 示：①左侧扁桃体占位性病变，考虑恶性肿瘤可能性大；②双侧颈部、颌下、颏下多发增大 / 小淋巴结影，左颈部较大者不除外转移；③左颌下腺增大。

2021 年 2 月活检病理：（左侧扁桃体）低分化鳞状细胞癌。

二、入院诊断

1．（左）扁桃体恶性肿瘤（鳞癌待分期）。

2．乙型病毒性肝炎。

三、诊疗经过

1．入院检查

CT 鼻咽平扫＋增强检查（2021 年 3 月 10 日 07：30）：左侧扁桃体增大，可见组织密度肿块影，截面约 2.5cm×3.1cm，增强后病变呈轻度均匀强化，口咽略变窄。左侧颈动脉鞘区见多发肿大淋巴结，部分伴较多囊变坏死，大者短径约 2.6cm。甲状腺密度均匀。双侧上颌窦内见低密度影。诊断：①结合临床，考虑左侧扁桃体恶性肿瘤并左颈部淋巴结转移；②双侧上颌窦炎。

纤维喉镜检查（电子镜）检查（2021 年 3 月 10 日 09：50）：左侧见肿大扁桃体，表面光滑，与周围滤泡分界不清，取检困难。诊断建议：扁桃体肿物、慢性鼻咽喉炎。

PET-CT（2021 年 3 月 11 日）：左侧扁桃体增大呈软组织肿块，团块状放射性摄取增高，最高 SUV18.9，摄取灶最大截面约 3.1cm×2.4cm。右侧扁桃体放射性摄取增高，最高 SUV6.5。左颈部见多个增大淋巴结，大者短径约 2.4cm，放射性浓聚，最高 SUV19.1。诊断：①结合病史，左侧扁桃体肿瘤并左颈部淋巴结转移伴 FDG 高代谢；左侧锁骨上区略增大淋巴结，未见高代谢，建议观察；②右侧扁桃体高代谢，考虑为炎症、双侧上颌窦炎症、右颈部小淋巴结略高代谢，炎性可能大，建议观察；③考虑大枕大池；④双肺小结节，未见高代谢，建议观察。

左扁桃体病理切片（2021 年 3 月 16 日 17：02）免疫组化：蜡块号 202104272#：P16（+）、PD-L1（+，CPS+，5 ～ 10）。（阳性对照有效，阴性对照有效）。我院左扁桃体活检病理:（扁桃体活检）少许黏膜及横纹肌组织，横纹肌组织内见挤压的异型细胞，结合免疫组化，符合低分化鳞状细胞癌。免疫组化：CKpan+、CK5/6 部分 +、P40+、EGFR+。

2021 年 3 月 15 日治疗前左扁桃体肿物影像如病例 2 图 1 所示。

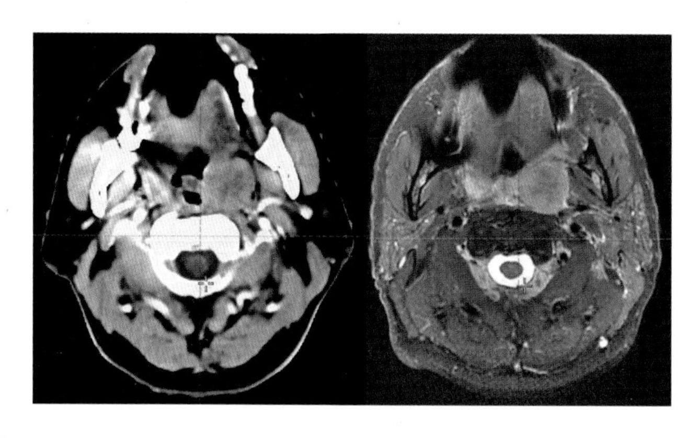

病例 2 图 1　2021 年 3 月 15 日治疗前左扁桃体肿物（CT VS MR）

2021 年 3 月 15 日治疗前左颈部肿大淋巴结影像如病例 2 图 2 所示。

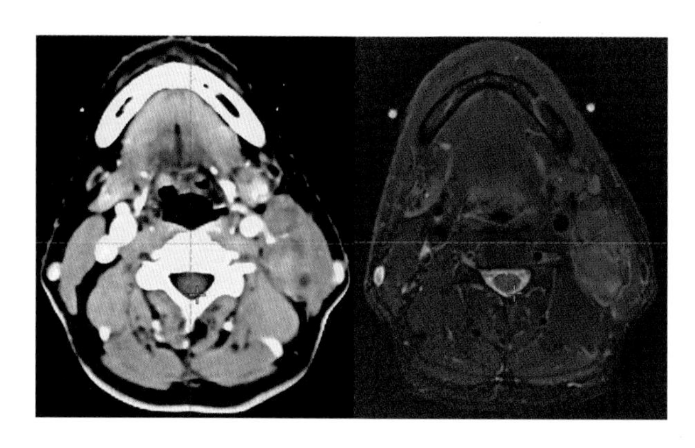

病例 2 图 2　2021 年 3 月 15 日　治疗前左颈部肿大淋巴结（CT VS MR）

2. 提交头颈部肿瘤 MDT 专家组会诊意见

头颈组影像专家：患者影像表现比较典型，CT 及 MR 示左侧扁桃体增大呈软组织团块致口咽腔变窄，左颈部多发肿大淋巴结融合成团，内部液化坏死，周边环形强化，与周围肌肉间隙消失，胸锁乳突肌明显受侵，融合成团淋巴结包绕颈内动脉，手术完全切除困难。诊断为左扁桃体癌并左颈多发淋巴结转移明确。

头颈外科专家 1：患者左扁桃体局部病灶最大径＜ 4cm 为 T_2，左颈部淋巴结上下最大径＞ 6cm，诊为左扁桃体低分化鳞癌（$cT_2N_3M_0$，ⅣB 期），左扁桃体肿瘤局部尚可完全切除，但接近中线结构，切除后需局部修复，影响语言、吞咽、发音、咀嚼等功能，左颈部肿大淋巴结包膜外侵并固定，手术完全切除可能性较小，按 NCCN 指南推荐建议放化疗综合治疗。

头颈外科专家 2:根据影像及病理，患者诊断明确，左扁桃体低分化鳞癌（$cT_2N_3M_0$，p16+ Ⅲ期），p16 状态仅影响临床分期，帮助预测预后，但无充分证据降低质量强度等改变治疗策略，治疗仍需按标准执行，此患者原发灶尚可完全切除，但左颈部多发融合成团肿大淋巴结包绕颈内动脉，包膜外侵并伴内部坏死，剥离困难，术后放化疗颈部纤维化较重，后期生活质量欠佳，如患者同意手术需与其充分沟通，若无法接受术后影响功能，按 NCCN 指南推荐建议放化疗综合治疗。

少见肿瘤专家 1：此患者诊断及分期明确，p16 阳性，可提示患者预后好，改变临床分期，但目前仍无 HPV 状态可改变治疗策略，降低治疗强度的可靠证据，按 NCCN 指南建议诱导化疗后同步放化疗或顺铂同步放化疗。

头颈放疗专家 1：此患者 p16 阳性，诊断明确，特点为左颈部多发肿大淋巴结包膜外侵并固定，侵及周围肌肉并包绕颈内动脉，按 NCCN 指南建议同步放化疗。

头颈放疗专家 2：患者诊断及分期明确并 p16 阳性，提示预后较阴性者好，淋巴结较大并包膜外侵，中央坏死等预后不良因素较多，按 NCCN 指南建议根治性放化疗，密切关注营养状态及放疗中急性黏膜反应。

头颈放疗专家 3：患者淋巴结较大融合成团并包绕颈内动脉，侵犯胸锁乳突肌，p16 阳性预示预后好，不影响治疗策略，建议根治性同步放化疗，需要注意患者合并乙型病毒性肝炎，需完善乙肝 DNA 定量，继续行抗病毒治疗，以免影响同步放化疗，口咽部治疗期间急性黏膜反应较重，充分沟通并积极对症处理，注意营养状态及防止电解质紊乱，顺利完成治疗，提高治疗效果。

MDT 专家组组长：同意各位专家意见，该患者诊断明确左扁桃体低分化鳞癌（$cT_2N_3M_0$，p16+ Ⅲ期），此患者特点颈部淋巴结肿瘤负荷较重，左颈部融合成团淋巴结侵及周围胸锁乳突肌，手术无法完全切除，建议行根治性同步放化疗，p16+ 预示患者预后较好。为提高放疗精确性，需 CT 及 MR 融合定位提高软组织分辨率，准确勾画 GTV-p，结合 PET-CT 准确定性颈部转移淋巴结及位置，以达到最佳疗效，尽可能降低放疗不良反应。患者为口咽部肿瘤，放疗过程中急性黏膜反应较重，注意营养状态，体重变化较大，为防止体位误差影响给予逐步缩野加照方式。与患者及其家属沟通病情及同步顺铂化疗必要性、可能的并发症，征得其理解，并签署知情同意书。放化疗期间密切观察不良反应，急性黏膜反应，每周监测血常规，2 周监测血细胞分析、电解质、血糖、肝肾功能，及时对症处理。

3．诊疗　2021 年 3 月 15 日患者空腹，行大孔径 CT 及 MRI 增强扫描定位，仰卧于定位床上，头垫 B 枕，热塑大面膜固定，面膜上标记体表定位标志线。扫描范围上界至颅底线上 3cm，下界至胸锁关节下 2cm，层厚 3mm。放疗副反应急性黏膜反应，骨髓抑制，放射后纤维化，急慢性溃疡，唾液腺分泌抑制等及注意事项 2 年内不能拔牙，保持口腔卫生等及替代方案普通放疗均已对患者讲明，其表示理解，放疗协议书已签字。GTV-p 为左扁桃体病灶，GTV-n 为左颈部转移淋巴结，CTV-p 为 GTV-p 外放 1cm，因颈部淋巴结包膜外侵，GTV-n 外放 1cm 为 CTV-n，CTV 为 CTV-p 及 CTV-n，双侧咽后淋巴结区域、左颈部 Ⅰ b、Ⅴ，双侧颈部Ⅱ、Ⅲ、Ⅳ，考虑摆位误差 CTV 外放 3mm 为 PTV。暂定 2Gy×25 次。物理师制定并确认计划，后共同确认放疗计划并签字：96% 等剂量曲线包绕靶区。按 50Gy 评价时，脑干最大受量为 3400.1cGy，脊髓最大受量为 2794.9cGy，左侧腮腺平均受量 2151.0cGy，右侧腮腺平均受量 2034.1cGy（病例 2 图 3）。

2021 年 3 月 19 日开始放疗。

2021 年 3 月 17 日给予同步化疗，方案：顺铂 50mg d1、d2，40mg d3，3 周重复，共 3 次。

放疗 25 次后给予大孔径 CT 及 MR 复位后示左扁桃体病灶几乎完全消退，左颈部淋巴结达 PR，根据体位变化重新勾画靶区，范围同前继续放疗至 DT60Gy/30 次，后缩野至 GTV-p 及 GTV-n 外放 5mm 加照至 DT70Gy/35 次。

2021 年 5 月 7 日同步放化疗结束，治疗期间出现Ⅱ度骨髓抑制，Ⅲ度口腔黏膜反应，对症治疗后好转。

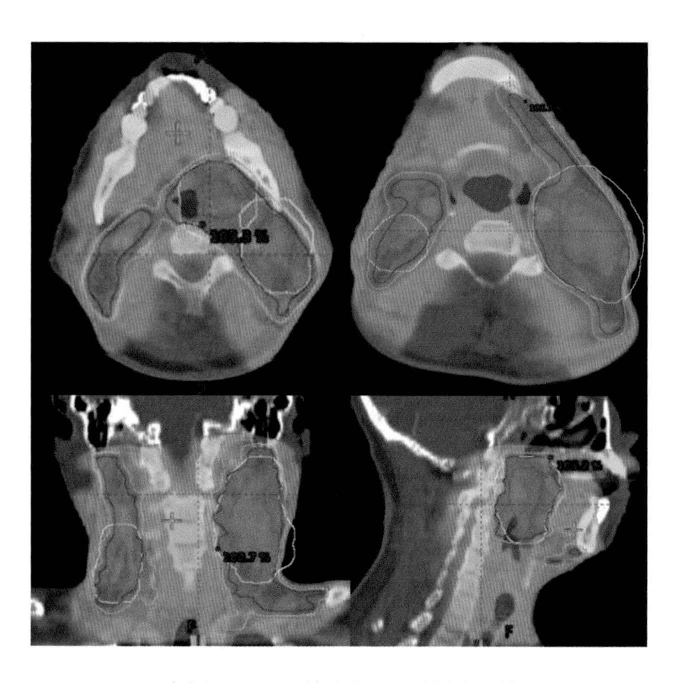

病例 2 图 3　放疗靶区及计划图谱

诊疗结局：2021 年 4 月 22 日 16：18 复查 CT（病例 2 图 4、病例 2 图 5）：左侧扁桃体区未见异常强化征象。左侧杓会厌皱襞增厚，梨状窝变浅。左侧颈动脉鞘区见多发肿大淋巴结，部分伴较多囊变坏死，大者短径约 1.6cm。印象：①结合临床，左侧扁桃体肿瘤显示不清，左颈部淋巴结转移较前缩小；②左侧杓会厌皱襞增厚。疗效评估 PRU。

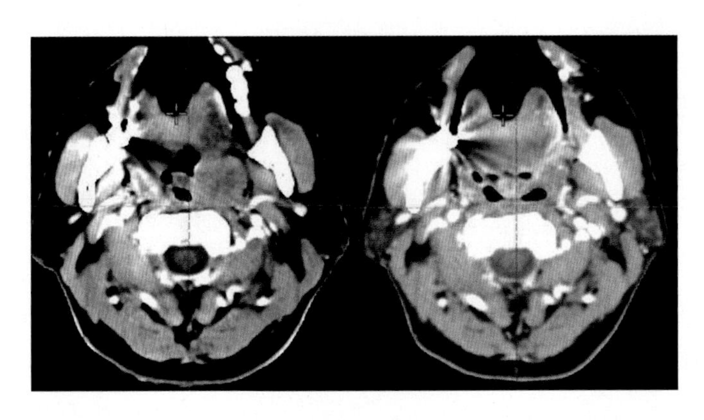

病例 2 图 4　2021 年 4 月 22 日　放化前后左扁桃体肿物变化（0 VS 50Gy）

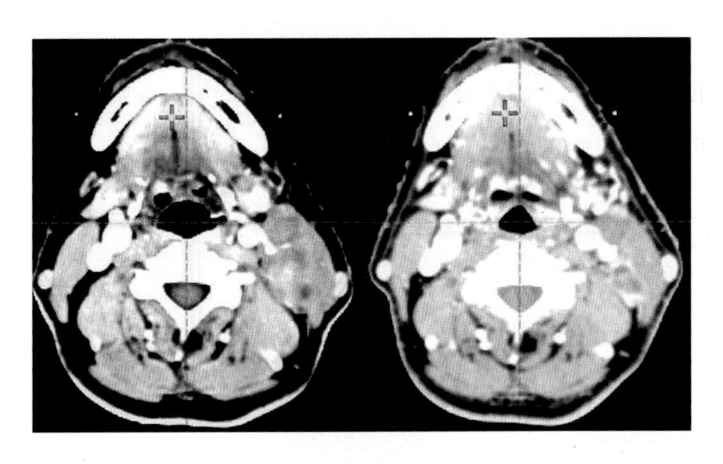

病例 2 图 5　2021 年 4 月 22 日放化前后左颈部肿大淋巴结变化（0 VS 50Gy）

四、诊疗经验

1．患者入院后完善相关辅助检查，根据体征、影像学、喉镜和活检病理结果明确病变性质、病理类型、免疫组化 p16 状态确定临床分期。

2．患者颈部淋巴结侵犯周围结构并固定，完全切除困难，p16 阳性，同步放化疗效果好。

3．颈部可疑＜ 1cm 或多个小淋巴结，CT 及 MR 无法确诊的，尽可能完善 PET-CT 检查进一步明确以便后期局部加量处理，如无法完善需复位时观察变化再定是否按阳性淋巴结加照至根治量。

4．治疗过程中密切观察口腔内急性黏膜反应，及时沟通预防紧张焦虑及恐惧，积极对症处理，必要时给予激素等减轻放疗反应。密切监测患者电解质，营养状态及骨髓抑制，体重变化。

5. p16 状态仅能预测预后，不能改变临床治疗策略，降低治疗强度有待进一步研究证实及筛选可靠指标。

6. 全部治疗结束后，需定期随诊，督促及监督行颈部功能锻炼，提高生活质量。

（曹秀娟）

参考文献

[1]Ang KK，Harris J，Wheeler R，et al.Human papillomavirus and survival of patients with oropharyngeal cancer.N Engl J Med，2010，363：24-35.

[2]Coordes A，Lenz K，Qian X，et al.Meta-analysis of survival in patients with HNSCC discriminates risk depending on combined HPV and p16 status.Eur Arch Otorhinolaryngol，2016，273：2157-2169.

[3]Bourhis J，Sire C，Graff P，et al.Concomitant chemoradiotherapy versus acceleration of radiotherapy with or without concomitant chemotherapy in locally advanced head and neck carcinoma（GORTEC 99-02）：an openlabel phase 3 randomised trial.Lancet Oncol，2012，13：145-153.

[4]Cooper JS，Zhang Q，Pajak TF，et al.Long-term follow-up of the RTOG 9501/intergroup phase III trial：postoperative concurrent radiation therapy and chemotherapy in high-risk squamous cell carcinoma of the head and neck.Int J Radiat Oncol Biol Phys，2012，84：1198-1205.

[5]Fakhry C，Zhang Q，Nguyen-Tan PF，et al.Development and validation of nomograms predictive of overall and progression-free survival in patients with oropharyngeal cancer.J Clin Oncol，2017，35：4057-4065.

病例 3

喉癌胃癌双原发癌

一、病历摘要

刘某，女，76 岁，2021 年 1 月 28 日首次入院。

现病史：患者 2020 年 10 月无明显诱因出现上腹痛，呈阵发性胀痛，未在意，2020 年 11 月 21 日就诊于胜利油田中心医院，行上消化道钡餐透视示钡剂充盈后胃呈鱼钩型，胃黏膜增粗，胃角壁僵硬、蠕动消失，失去正常弧度，腔内黏膜中度破坏，见半圆形充盈缺损，其内见不规则龛影。诊断为胃角溃疡型胃癌。2020 年 11 月 25 日胃镜示胃窦黏膜可见散在充血红斑，胃角见已溃疡病变，约 2cm，底覆白苔，周围黏膜呈堤坝样隆起，累及胃体小弯及胃窦小弯。诊断：胃角病变，待病理，慢性萎缩性胃炎，左侧劈裂病变。2020 年 11 月 25 日肠镜示升结肠见一Ⅱ a 息肉，约 0.6cm。诊断为结肠息肉，建议重新准备肠道后检查。2020 年 12 月 3 日喉镜示左侧披裂肿物，表面粗糙，双侧声带活动尚可，双侧梨状窝黏膜光滑。诊断为披裂肿物。病理示（胃角）低分化腺癌，HP（-），（劈裂）鳞状细胞癌。为行进一步治疗来我院就诊，入院后，2020 年 12 月 10 日 CT 检查示：①考虑口咽癌；双侧颈部小淋巴结，建议观察；②胃角处胃癌；③甲状腺左侧叶低密度结节，请结合超声检查。部分副鼻窦炎症；④肝小囊肿，肝内胆管轻微扩张，胰腺体部小囊性灶，建议观察；⑤左肺上叶胸膜下小结节，建议观察，双肺气肿，双肺散在慢性炎症，双肺门及纵隔多发小淋巴结，建议观察；⑥右侧迷走锁骨下动脉（病例 3 图 1）。2020 年 12 月 11 日 MRI 检查：①左侧杓状会厌襞增厚，请结合相关检查；双侧颈部小淋巴结，建议观察；②胃角处胃癌；③甲状腺结节，请结合超声检查；副鼻窦炎症；④肝小囊肿；双肾囊肿（病例 3 图 2）。PET-CT：①结合临床，左侧杓状会厌襞增厚伴高代谢，建议观察；②胃角癌伴 FDG 略高代谢，腹腔小淋巴结未见高代谢，建议观察；③双侧扁桃体炎症；左侧腮腺内结节高代谢，考虑腺瘤；④肺气肿，双肺门、纵隔炎性淋巴结，右肺上叶微结节，未见高代谢，建议观察；⑤冠状动脉钙化；⑥副鼻窦炎症。

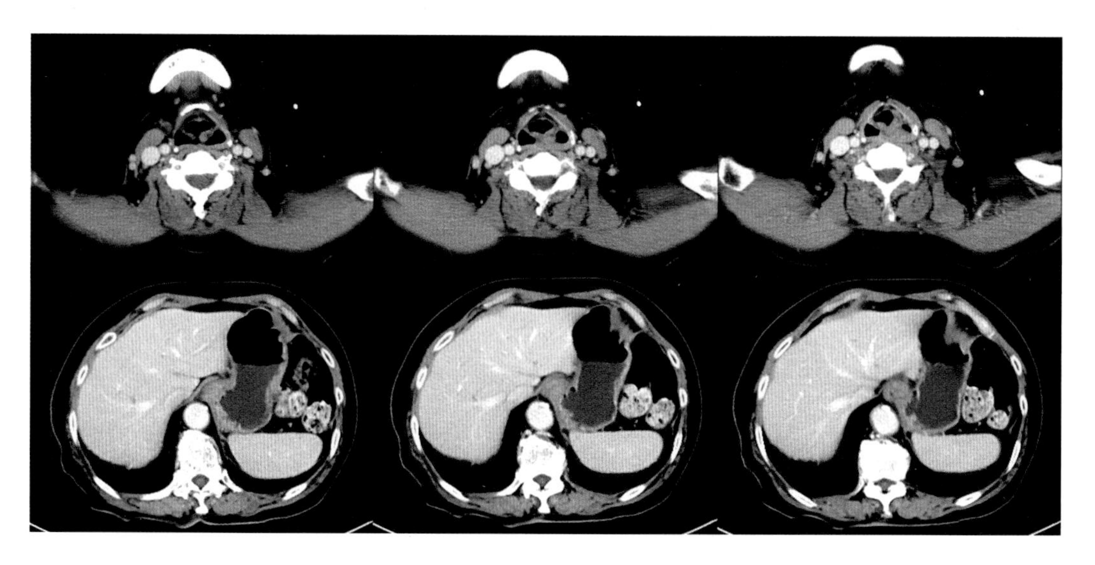

病例 3 图 1　治疗前 CT

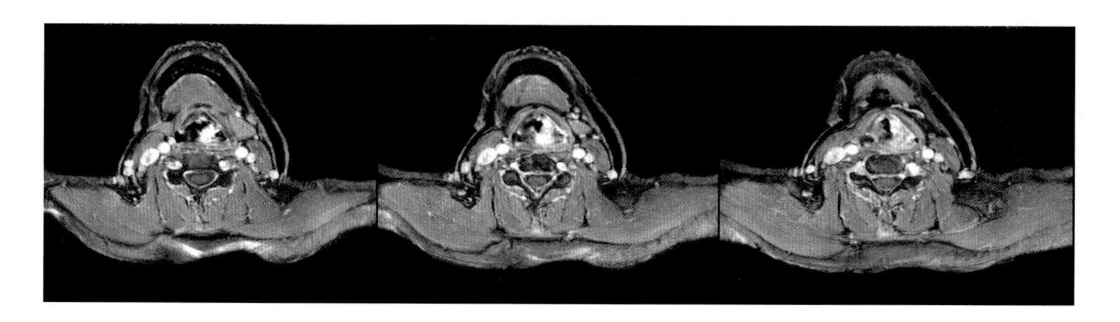

病例 3 图 2　治疗前 MRI

既往史：白癜风病史，吸烟史 50 余年，每天 5 ～ 10 支。

体格检查：T 36.20℃，P 84 次 / 分，R 21 次 / 分，BP 115/64mmHg，KPS 90 分，NRS2002 2 分。口唇无发绀，口腔黏膜正常。伸舌无偏斜、震颤，牙龈无红肿，咽部黏膜正常，扁桃体无肿大，浅表淋巴结未触及肿大，胸廓正常，双侧呼吸动度对称，肋间隙正常，胸骨无压痛，双侧语音震颤无增强、减弱，无胸膜摩擦感。双肺叩诊清音，呼吸音清晰，未闻及明显干湿性啰音。心前区无隆起，心尖搏动无移位，无心包摩擦感，心率 80 次 / 分，律齐，各瓣膜听诊区未闻及杂音。腹软平坦，无压痛、反跳痛，腹部无包块。肝脏未触及，脾脏未触及，Murphy 氏征阴性，肾区无叩击痛，无移动性浊音。肠鸣音存在。

二、入院诊断

1．声门上型喉癌（鳞癌，$cT_1N_0M_0$ Ⅰ期）。

2．胃角腺癌（$cT_3N_0M_0$ ⅡA 期）。

3．白癜风。

三、诊疗经过

提交全院 MDT 会诊，会诊意见如下：

影像学专家：根据患者影像学检查，可排除颈部及纵隔肺门淋巴结转移，患者目前诊断：①喉鳞状细胞癌（$cT1N_0M_0$ Ⅰ期）；②胃角腺癌（$cT_3N_0M_0$ ⅡA 期）。

消化内科专家：患者目前诊断：①喉鳞状细胞癌（$cT_1N_0M_0$ Ⅰ期）；②胃角腺癌（$cT_3N_0M_0$ ⅡA 期）。患者双原发病变，建议先行危及生命的疾病治疗，综合考虑，建议先行胃癌根治术，再行喉癌同步放化疗，化疗方案可选兼顾两种疾病的药物，如紫杉醇＋顺铂。

胃肠外科专家：喉癌以同步放化疗为主，治疗时间长。胃癌可行胃癌根治术，治疗周期短，建议先行胃癌根治术，再行喉癌同步放化疗。

头颈外科专家：患者为双原发肿瘤，患者年龄较大，喉癌分期早，建议以放疗为主的治疗。胃癌进展快，可先行胃癌手术治疗后，再行喉癌治疗。

主持人意见：患者目前诊断明确，患者虽为双原发，但疾病分期早期，建议先行胃癌根治术，再行喉癌放疗。

2020 年 12 月 24 日患者行“远端胃癌根治术＋腹腔淋巴结清扫术＋肠粘连松解术”，术中见腹盆腔内无腹水，腹盆腔腹膜光滑，未及结节，肝脏质软，未触及转移结节。肿瘤位于胃体小弯侧近胃角处，约 2cm×2cm×1cm 大小，溃疡型，质硬，未浸透浆膜，与肝脏，胰腺间隙清晰。区域淋巴结 3，7，8，9 组触及肿大，质硬，最大直径 0.5cm。术后病理：（远端胃）溃疡型中分化腺癌，侵犯黏膜下层，伴胃溃疡，溃疡底达周围脂肪组织。未见明确神经侵犯及脉管内癌栓。上、下切线未见癌。区域淋巴结状态：小弯侧（0/10）、大弯侧（0/4）、“6 组”（0/8）、“789 组”（0/5）、“8A ＋ 12P”（0/4）、“11 组”（0/1）、“12 组”为脂肪。大网膜未见癌。

术后 1 个月复查 2021 年 1 月 31 日 MRI 检查示：①左侧杓状会厌襞增厚，较前（2020 年 12 月 11 日）略增厚；左颈部淋巴结稍大，建议观察；双侧颈部小淋巴结，变化不著；②甲状腺结节，变化不著，请结合超声检查。副鼻窦炎症，较前减轻；③胃癌术后所见；④肝小囊肿，双肾囊肿，变化不著（病例 3 图 3）。CT 示：①考虑喉癌，较前（2020 年 12 月 10 日）无著变；②结合临床，胃癌术后改变；③甲状腺左叶结节，无著变，请结合超声检查。鼻窦炎；④肝囊肿；⑤左肺钙化灶，双肺气肿，双肺纤维灶；⑥右侧迷走锁骨下动脉。2021 年 2 月 2 日纤维喉镜检查（电子镜）示：杓会厌皱襞肿物，慢性鼻咽喉炎。给予声门上型喉鳞癌根治性放疗，CTV 为整个喉部解剖，双侧颈部Ⅱ～Ⅳ区淋巴引流区，DT 50Gy/25F 后，给予喉部病灶加量，CTV 为 GTV 外放 1cm，按解剖位置修正后，加量至 DT70Gy/35F。

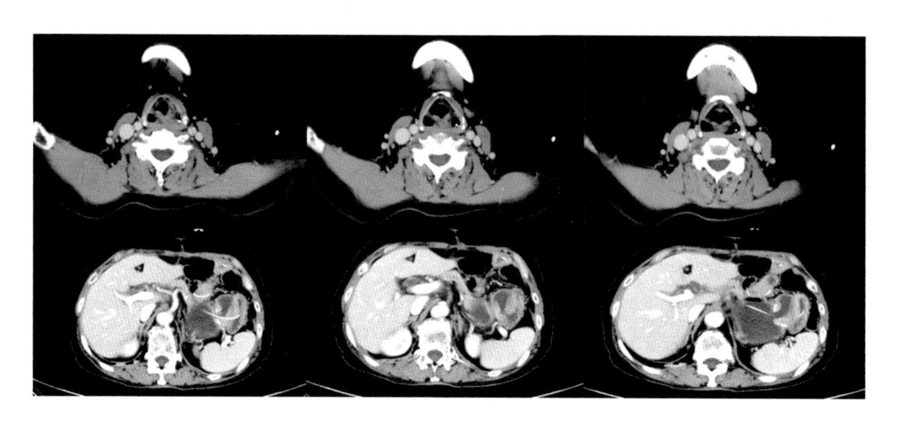

病例 3 图 3　胃癌术后喉癌放疗前 CT

胃癌术后喉癌放疗前 MRI（病例 3 图 4）。

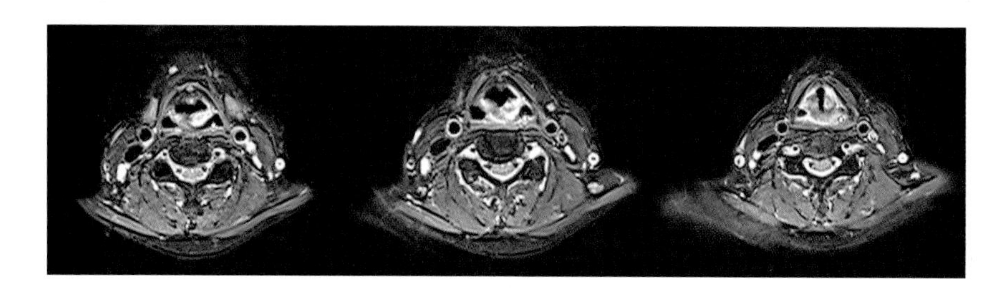

病例 3 图 4　胃癌术后喉癌放疗前 MRI

放疗后 2 个月复查 CT 示：①结合临床，喉癌治疗后；②结合临床，胃癌术后改变；③甲状腺左叶结节，请结合超声检查。鼻窦炎；④肝囊肿；⑤左肺钙化灶，双肺气肿，双肺纤维灶；⑥右侧迷走锁骨下动脉（病例 3 图 5）。病情稳定，现随访中。

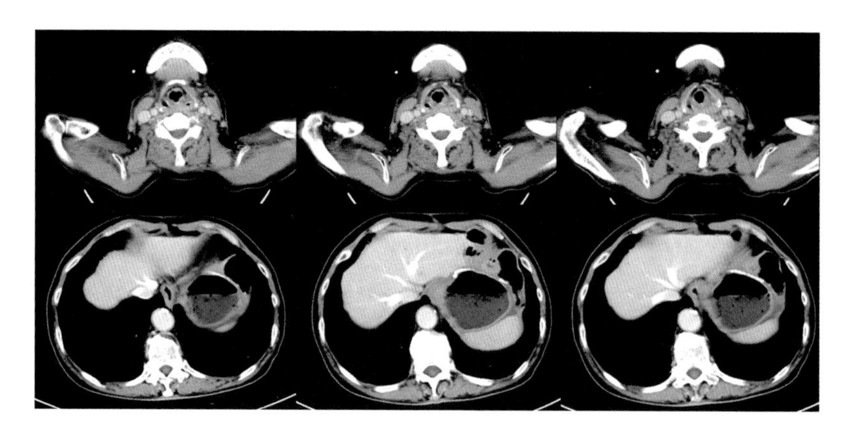

病例 3 图 5　放疗后 2 个月 CT

四、诊疗经验

1. 患者以胃部症状就诊，首先确诊为胃癌，胃癌合并第 2 原发肿瘤多为消化道系统肿瘤，此患者合并喉癌，容易疏漏。

2. 同时性双原发肿瘤的治疗方案需综合考虑兼顾两个肿瘤，本病例喉癌及胃癌均为早期病变。喉癌早期病变可行手术或根治性放疗，胃癌早期病变可行手术切除，可同时进行或序贯治疗。

3. 具体患者的具体问题，由多学科联合共同讨论，制订个体化治疗方案。

（徐　瑾　胡　漫）

参考文献

[1] 中华人民共和国卫生健康委员会 . 胃癌诊疗规范（2018 年版）. 肿瘤综合治疗电子杂志，2019，5（1）：55-82.

[2] 丁卫泉，冯锦标，胡廷保，等 . 声门上型喉癌临床预后分析 . 江西医药，2021，56（1）：37-38，41.

[3]Pajić Matić I，Jelić D，Matić I，et al.Presence of Helicobacter Pylori in the Stomach and Laryngeal Mucosal Linings in Patients with Laryngeal Cancer.Acta Clin Croat，2018，57（1）：91-95.

[4]Amikura K，Ehara K，Kawashima Y.The Risk of Developing Multiple Primary Cancers among Long-Term Survivors Five Years or More after Stomach Carcinoma Resection.Tohoku J Exp Med，2020，250（1）：31-41.

病例 4

甲状腺癌

一、病历摘要

患者平 ××，女，44 岁。2019 年 6 月 10 日首次入院。

现病史：2019 年 5 月初劳累后出现右下腹部疼痛，呈阵发性刺痛，伴右下肢疼痛，活动时明显，不能忍受，休息后可缓解。于 2019 年 5 月 21 日行超声检查示“右附件区囊肿？腹腔积液”，CA-125：127.6U/ml（0 ～ 35U/ml），2019 年 5 月 30 日行“腹腔镜检查＋（左侧）单侧输卵管 - 卵巢切除术＋腹腔镜下腹膜活检术子宫、右卵巢、肠系膜、盆腹膜＋大网膜部分切除术＋腹腔镜下盆腔粘连松解术”，术后病理示：查见结节性甲状腺肿样结构，局部呈滤泡性肿瘤改变，包膜显著增厚，建议会诊明确诊断。2019 年 6 月 1 日行甲状腺结节穿刺活检，病理示甲状腺乳头状癌。2019 年 6 月 4 日病理会诊示：双侧卵巢、左输卵管、肠系膜、大网膜、腹膜形态学改变符合广泛播散性卵巢甲状腺肿。2019 年 6 月 10 日就诊于山东省肿瘤医院妇科肿瘤病区后检查 CA-125　101.10U/ml，甲状腺球蛋白 1453.00ng/ml（1.4 ～ 78ng/ml）。全腹 CT 示：腹膜网膜及肠系膜增厚伴结节灶；盆腔少量积液（病例 4 图 1）。

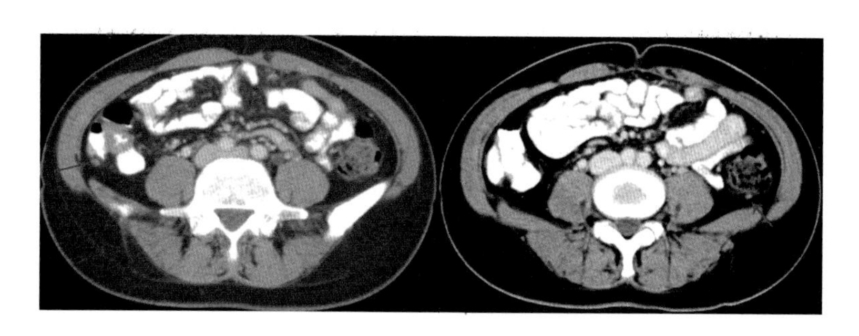

病例 4 图 1　2019 年 6 月卵巢切除术后 CT

注：右侧结肠旁沟处见小结节灶，长径约 6 mm；左侧结肠旁沟见小结节灶，长径不足 5 mm

既往史：既往腰椎间盘突出病史 2 年，未治疗。2000 年行剖宫产术。2016 年因“左卵巢囊肿、慢性阑尾炎”行“左卵巢囊肿剥除术＋阑尾切除术”。

体格检查：T 36.4℃，P 80 次 / 分，R 20 次 / 分，BP 114/82mmHg，KPS 80 分，营养学评分 1 分。颈软，气管居中。右侧甲状腺叶可及一约 0.7cm×0.5cm 大小结节，质地硬，随吞咽上下移动，左叶未及肿物。双颈部未及肿大淋巴结。胸廓正常，双侧呼吸动度对称，肋间隙正常，胸骨无压痛。心前区无隆起，心尖搏动无移位，无心包摩擦感，心率 80 次 / 分，律齐，各瓣膜听诊区未闻及杂音。

二、入院诊断

1. 卵巢甲状腺肿。
2. 甲状腺乳头状癌。

三、诊疗经过

于 2019 年 6 月 21 日行“全子宫＋双附件＋大网膜切除术＋盆腹腔肿瘤切除术”，术后病理：考虑来源于卵巢的高分化甲状腺滤泡癌。术后给予紫杉醇＋卡铂静脉输入化疗 6 周期。2019 年 11 月 21 复查甲状腺球蛋白 245.3ng/ml。血常规、肝肾功能、CEA、CA-125 未见明显异常。颈部超声示：甲状腺右叶中部结节 TI-RADS 4 类；余结节 TI-RADS 3 类。全腹＋颈部 CT 示：①腹膜网膜及肠系膜增厚伴结节灶，较前（2019 年 6 月）变化不著；盆腔少量积液，较前减少（病例 4 图 2）；②甲状腺密度不均。

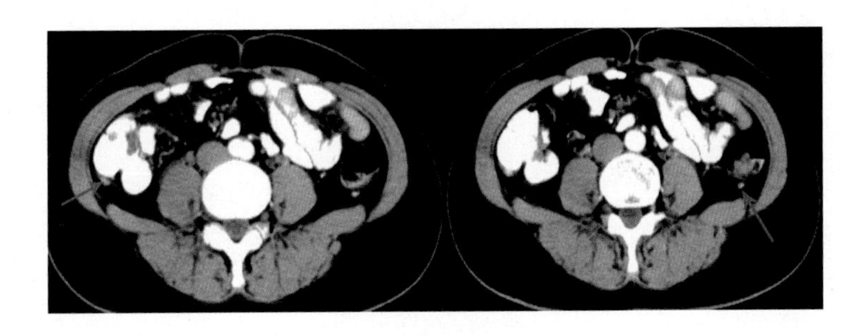

病例 4 图 2　2019 年 11 月行 6 次化疗后 CT

注：右侧结肠旁沟处小结节灶，左侧结肠旁沟小结节灶，较前变化不著

提交头颈组肿瘤专家 MDT，会诊意见如下：

头颈外科专家：同意目前治疗，患者返院后手术治疗甲状腺病变。

2019 年 12 月 2 日于头颈外科行“甲状腺全切＋右中央区淋巴结清扫术”，术后病理：（甲状腺右叶及峡部）微小乳头状癌（直径 0.5 cm）。（甲状腺左叶）结节性甲状腺肿。右中央区淋巴结未见转移癌（0/3）。术后服用优甲乐 100μg 1 次 / 天。

2020 年 4 月 24 日于核医学科复查促甲状腺激素 32.890μIU/ml、甲状腺球蛋白 838.00ng/ml。甲状腺静态显像：甲状腺癌术后，颈部未见明显功能性甲状腺摄取。全腹＋颈部 CT、颈部超声未见明显异常。于 2020 年 4 月 7 日行 ^{131}I 治疗，剂量 7.4×10^9 Bq（200mCi）。治疗后全身显像示：颈前甲状腺床区见少量 ^{131}I 摄取，腹盆腔内见弥漫性点状 ^{131}I 异常摄取、部分沿肠管走行。断层示腹盆腔内及腹膜多发结节灶（病例 4 图 3）。后继续服用优甲乐 87.5μg 1 次 / 天治疗。2020 年 7 月患者因盗汗、心慌、乏力、失眠就诊于中西医结合病区，中医辨病瘰疬，症瘕积聚。辩证瘀毒内结，行针灸治疗及服用中药浓煎剂。

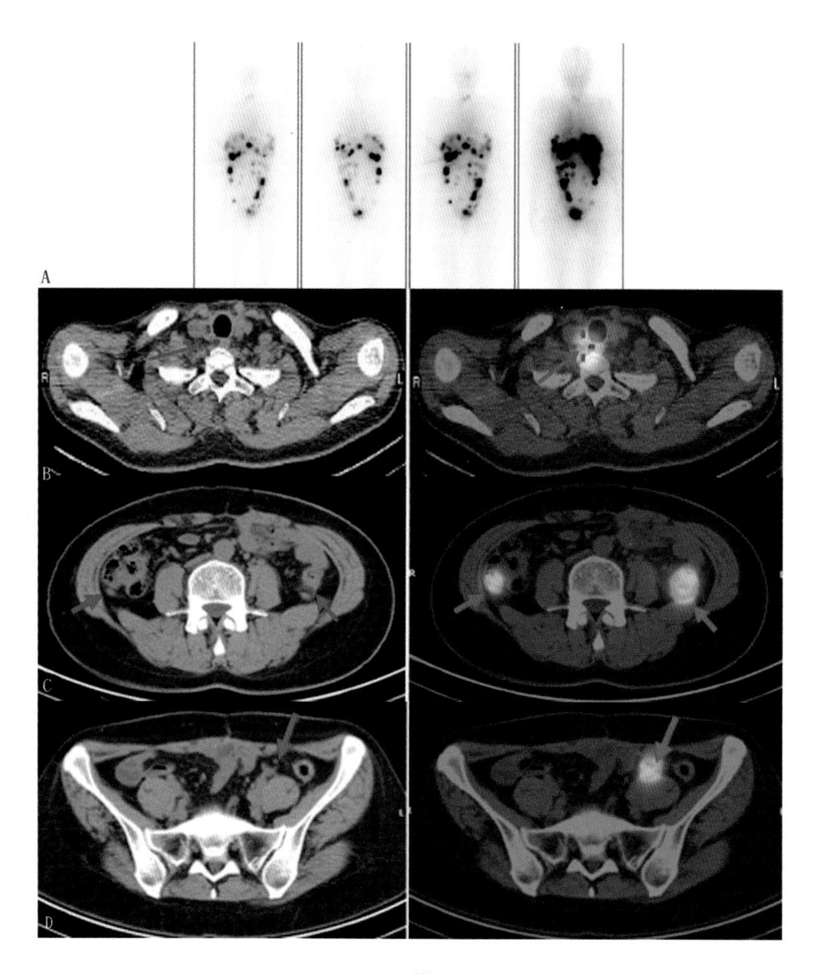

病例 4 图 3　2020 年 4 月 ^{131}I 第一次治疗后全身显像

注：A：腹盆腔内弥漫性放射性摄取；B：甲状腺床区见少量放射性摄取；C：左、右结肠旁沟处结节灶见放射性摄取；D：左侧肠系膜区结节灶见放射性摄取。

2020 年 10 月 19 日于核医学科复查促甲状腺激素 31.300μIU/ml，甲状腺球蛋白 37.70ng/ml，颈部超声未见明显异常。于 2020 年 10 月 27 日行 ^{131}I 治疗，剂量 7.4×10^9

Bq（200mCi）。治疗后全身显像示：颈前甲状腺床区未见明显放射性摄取，腹盆腔内见多处点状 ^{131}I 异常摄取，断层示肠系膜区见淋巴结呈 ^{131}I 摄取。与前片（2020 年 4 月 30 日）摄取灶显著减少（病例 4 图 4）。2020 年 10 月 30 日顺利出院，并继续服用优甲乐 87.5μg 1 次 / 天治疗。

第二次 ^{131}I 治疗后 2 个月复查甲状腺球蛋白 2.67ng/ml，颈部超声未见明显异常。

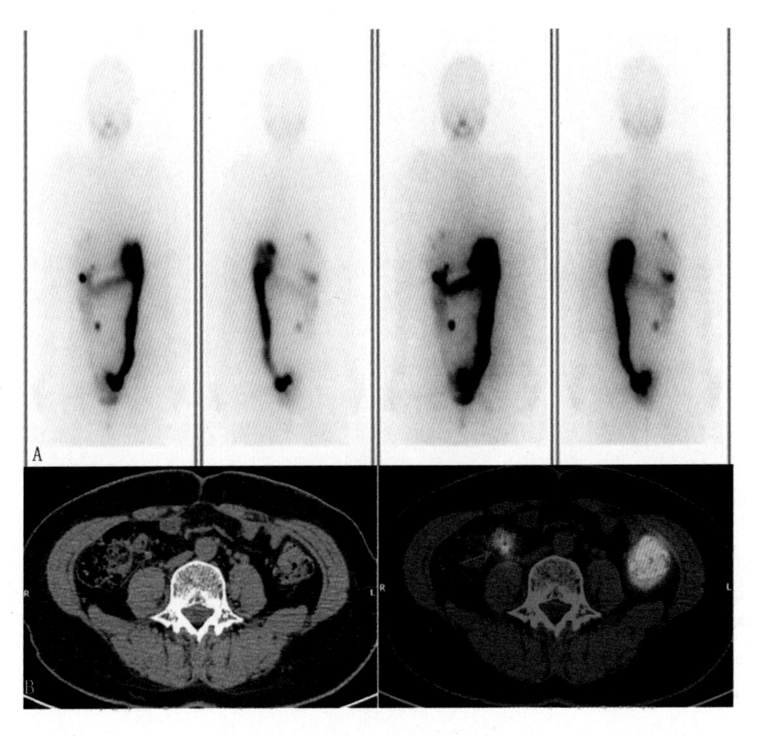

病例 4 图 4　2020 年 10 月 ^{131}I 第二次治疗后全身显像

注：A：甲状腺床区未见明显放射性摄取，腹盆腔内见多处放射性摄取，与 2020 年 04 全身显像相比摄取灶显著减少；B：左侧肠系膜区淋巴结见放射性摄取。

四、诊疗经验

该患者系卵巢来源的高分化甲状腺滤泡癌伴甲状腺乳头状癌。据 Molly R.Siegel 等人文献报道，104 项研究中共有 195 例。由于恶性卵巢甲状腺肿发病率极低，目前尚缺乏统一的治疗和监测指南，通常以手术为主，术后需根据病情评估是否需接受辅助治疗，包括甲状腺切除联合 ^{131}I 治疗、化疗等。甲状腺切除联合 ^{131}I 治疗常用于转移、复发或同时合并分化型甲状腺癌的患者。化疗多为经验性治疗，常用于广泛转移患者的姑息治疗及对 ^{131}I 治疗不敏感的患者。该患者先后经历了 6 次化疗，但 Tg 水平呈持续上升趋势，提示对化疗不敏感。后经过 2 次 ^{131}I 治疗，Tg 水平显著下降，腹腔转移灶数量减少，体积亦较前缩小。对于这种罕见病例，宜尽早通过 MDT 的形式，集合多学科的经验为患者“量身定制”精准的全程诊疗方案，使患者有更多的临床获益。此外，^{131}I 治疗不仅效果显著，^{131}I 治疗后的全身显像和 SPECT/CT 融合显像还可以精准的给病灶定性、定位，进一步提升了诊疗精度。

患者治疗及随访期间的甲状腺球蛋白水平如病例 4 图 5 所示。

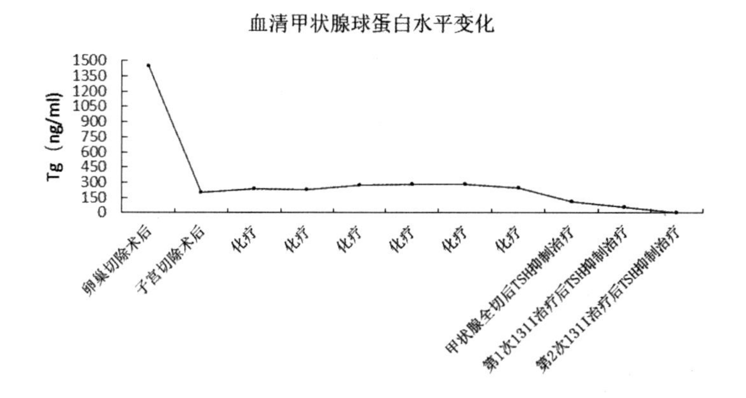

病例 4 图 5　患者治疗及随访期间的甲状腺球蛋白水平

患者治疗及随访期间影像学对比如病例 4 图 6 至病例 4 图 11 所示。

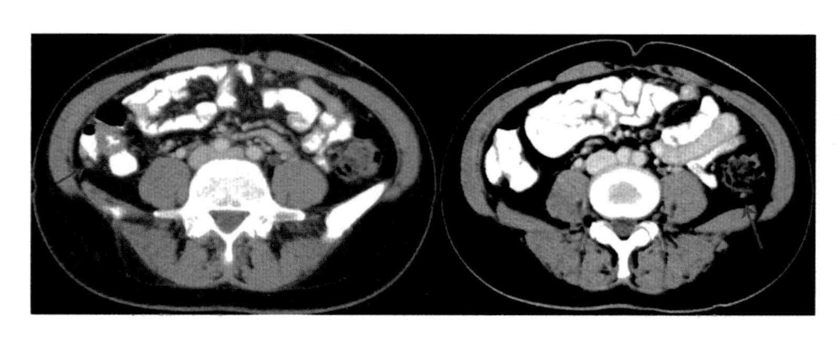

病例 4 图 6　2019 年 6 日卵巢切除术后 CT

注：右侧结肠旁沟处见小结节灶，长径约 6 mm；左侧结肠旁沟处见小结节灶，长径不足 5 mm。

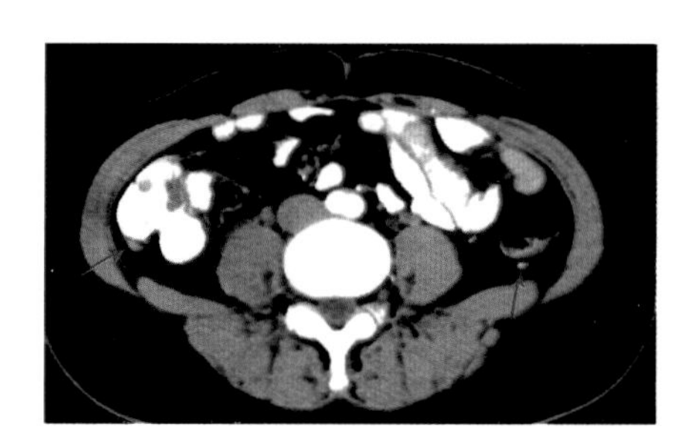

病例 4 图 7　2019 年 10 月行 6 次化疗后 CT

注：右侧、左侧结肠旁沟处结节灶较前均变化不著。

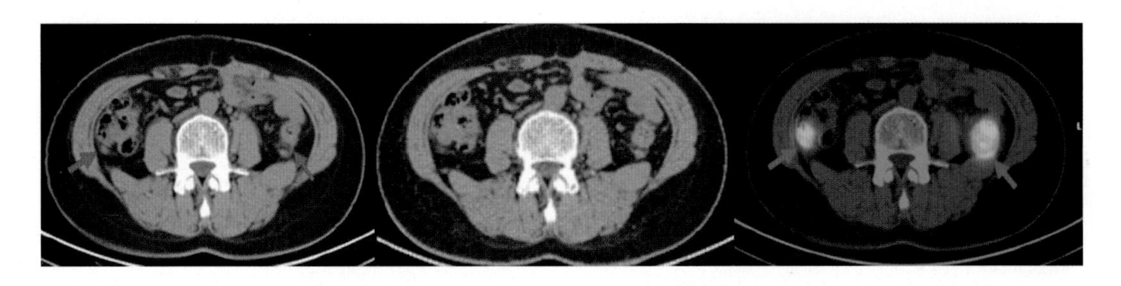

病例 4 图 8　2020 年 4 月 ^{131}I 第一次治疗后显像

注：右侧结肠旁沟结节灶长径约 8mm，较前增大，见放射性摄取；左侧结肠旁沟结节灶长径约 8mm，较前增大，见放射性摄取。

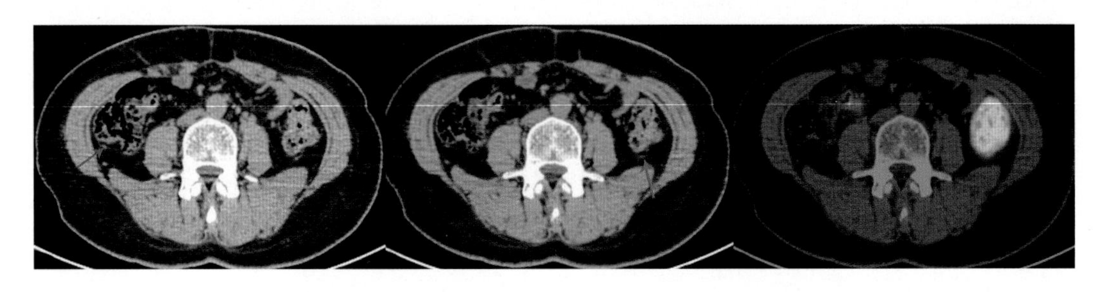

病例 4 图 9　2020 年 10 月 ^{131}I 第二次治疗后显像

注：左、右侧结肠旁沟结节灶均明显缩小，长径不足 5mm，且未见放射性摄取，右侧结肠见放射性摄取。

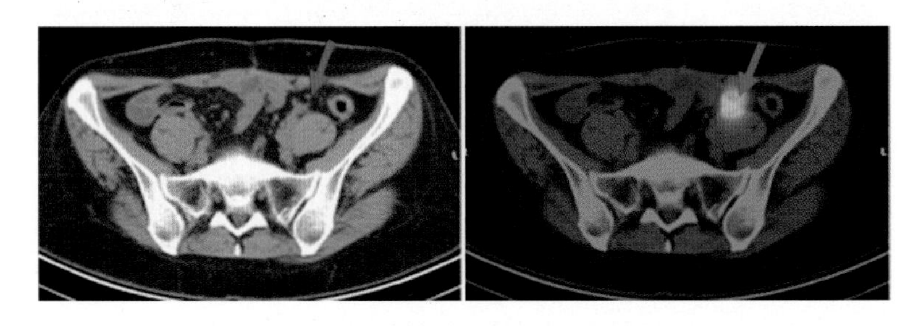

病例 4 图 10　2020 年 4 月 ^{131}I 第一次治疗后显像

注：左侧肠系膜区新发结节灶，长径约 10mm，见放射性摄取。

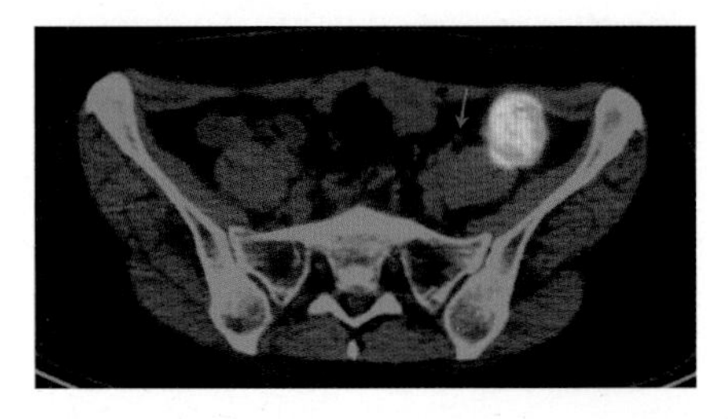

病例 4 图 11　2020 年 10 月 ^{131}I 第二次治疗后显像

注：左侧肠系膜区结节灶见明显缩小，长径不足 5mm，且未见放射性摄取。

（孙晓蓉　张英杰　李　静）

参考文献

[1] Siege MR，Wolsky RJ，Alvarez EA，et al.Struma ovarii with atypical features and synchronous primary thyroid cancer：a case report and review of the literature.Arch Gynecol Obstet，2019，300（6）：1693-707.

[2]McGill JF，Sturgeon C，Angelos P.Metastatic struma ovarii treated with total thyroidectomy and radioiodine ablation Endocr Pract,2009,15(2):167-173.

[3]Brusca N，Del Duca SC，Salvatori R，et al.A case report of thyroid carcinoma confined to ovary and concurrently occult in the thyroid：is conservative treatment always advised？.Int J Endocrinol Metab,2015,13(1):e18220.

[4]Leong A，Roche PJ，Paliouras M，et al.Coexistence of malignant struma ovarii and cervical papillary thyroid carcinoma.J Clin Endocrinol Metab，2013，98（12）：4599-605.

病例 5

下咽食管双原发癌

一、病历摘要

患者胡 ××，男，48 岁。2020 年 7 月 13 日首次入院。

现病史：患者 2020 年 6 月无明显诱因出现吞咽困难，以吞咽硬质食物为主，未在意，后进食困难逐渐加重，伴进食疼痛，偶有进食呛咳。2020 年 7 月 6 日就诊于商河县人民医院，行 CT 示下咽占位。内镜检查示：于会厌水平可见不规则肿块，累及左右梨状窝，取活检 3 块，质脆，易出血，患者拒绝继续进镜。活检病理示鳞状上皮高级别上皮内瘤变（原位癌），局部不除外浸润，建议临床做进一步检查。患者入我院，颈胸上腹部 CT 示：左侧梨状隐窝、喉咽及食管颈段区见不规则软组织肿块，病变累及部分右侧梨状隐窝致其变浅，累及咽后间隙、环杓后肌、杓状软骨及环状软骨，明显不均匀强化，双侧颈部多发小结节，短径不足 1.0cm（病例 5 图 1）。MRI 检查：下咽及邻近颈段食管区软组织不均匀增厚、强化，与周围结构分界不清，以邻近骨质及甲状腺为著。双颈部及扫描野内纵隔内双侧气管食管沟区示大者短径不足 1.0cm 淋巴结（病例 5 图 2）。PET/CT 检查：下咽癌并外侵伴高代谢，左侧颈部 3 区淋巴结略增大伴高代谢，建议观察，以除外转移；胸下段食管略高代谢，请结合镜检（病例 5 图 3）。鼻咽喉镜：环后区及左右侧梨状窝内侧壁见菜花样新生物，肿瘤侵及杓会厌皱襞（病例 5 图 4）。纤维胃十二指肠镜检查：下咽见肿物累及双侧梨状窝，肿物延续至颈段食管，下缘距门齿约 21cm；食管黏膜粗糙，距门齿 38 ～ 41cm 食管黏膜粗糙增厚，颗粒样隆起，NBI 茶褐色改变（病例 5 图 5）。超声内镜：距门齿 35 ～ 40cm 食管连续探查，近 3/4 周黏膜层不规则增厚，黏膜层增厚为主，黏膜下层及肌层完整连续，外膜连续。活检病理：（下咽活检）鳞状上皮原位癌伴浸润。（食管 38 ～ 41cm 活检）鳞状细胞癌。（食管 29cm 活检）表浅鳞状上皮慢性炎。

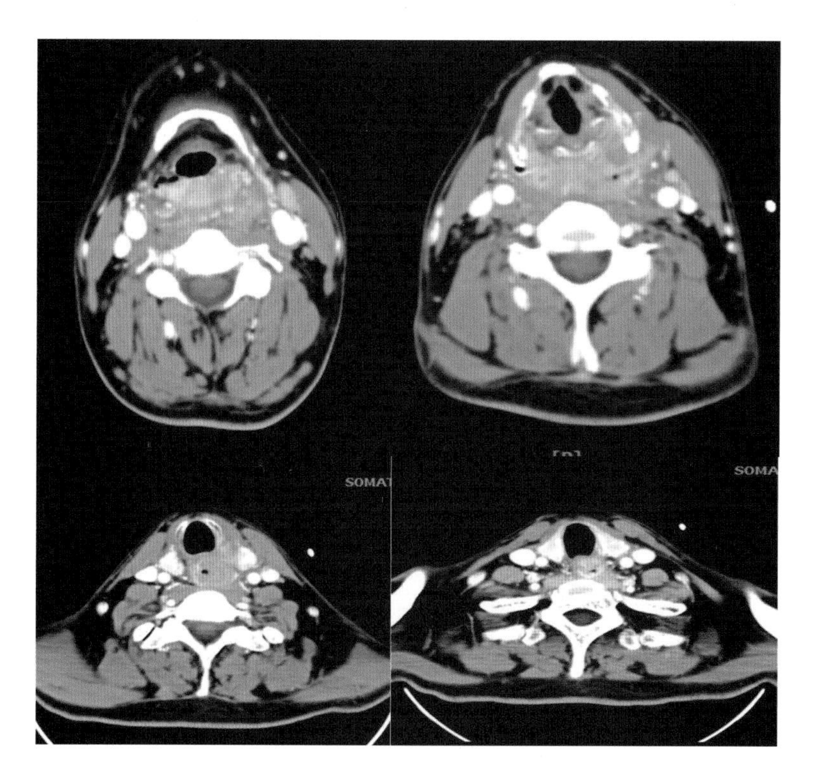

病例 5 图 1　治疗前颈部 CT

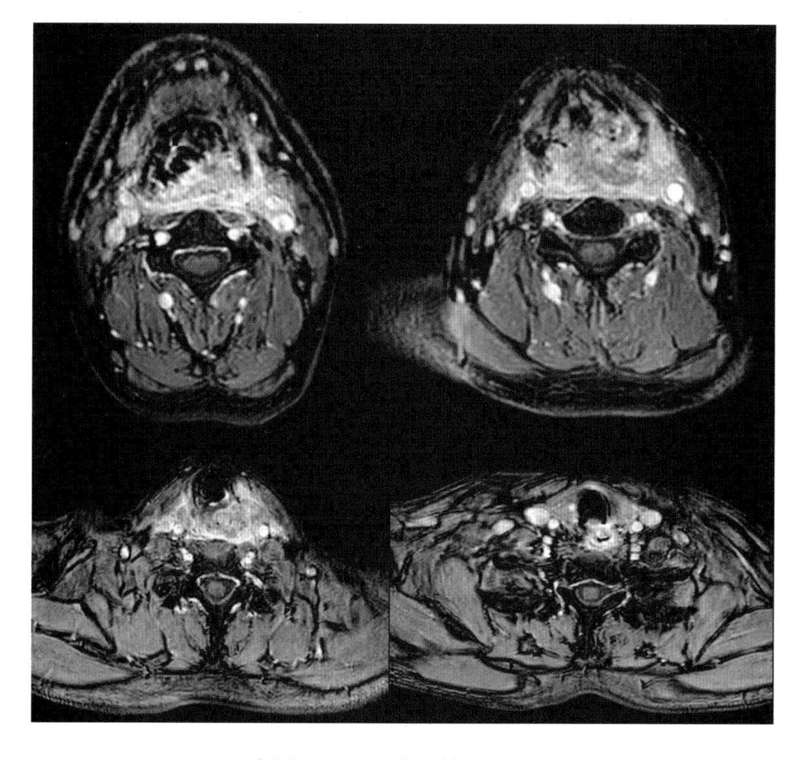

病例 5 图 2　治疗前颈部 MRI

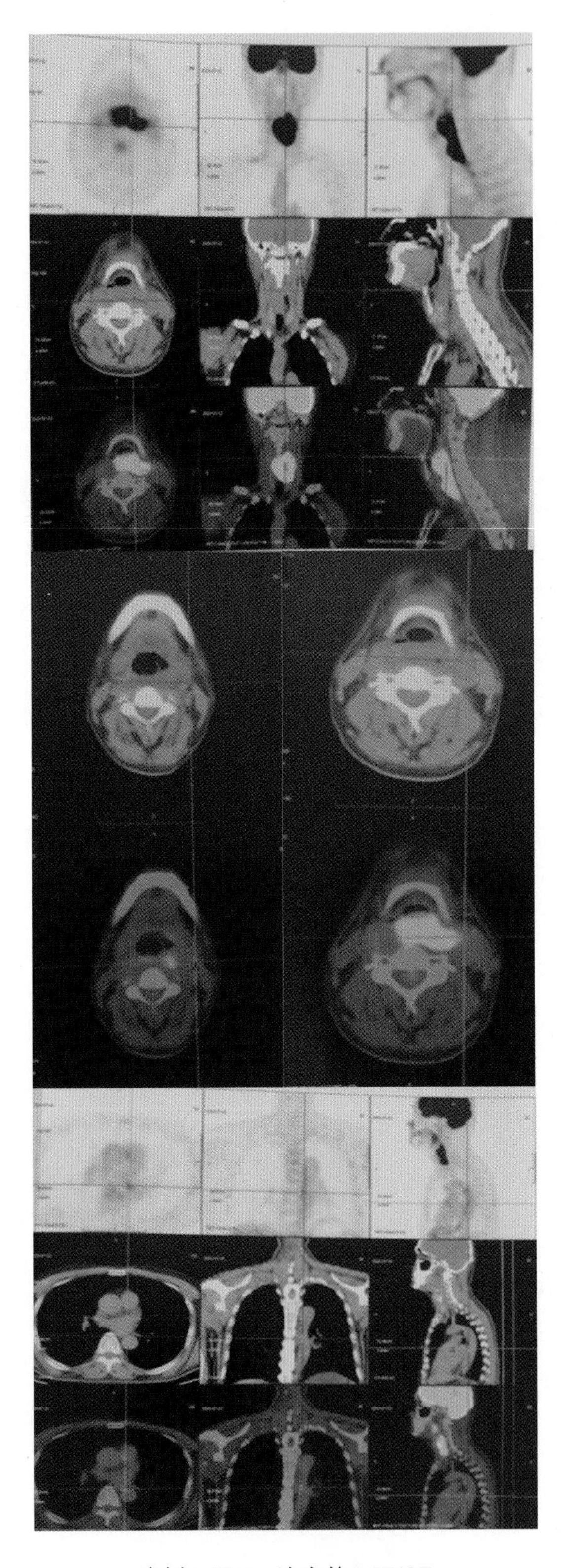

病例 5 图 3　治疗前 PET/CT

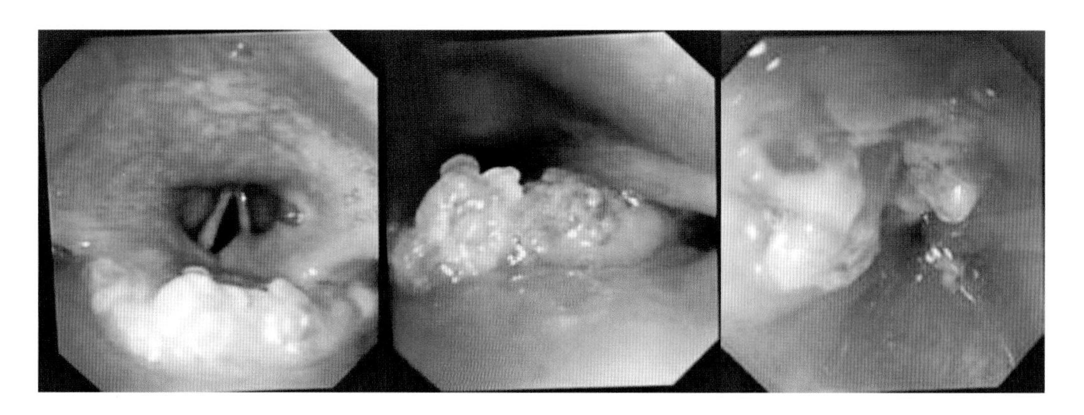

病例 5 图 4　咽喉镜显示病变

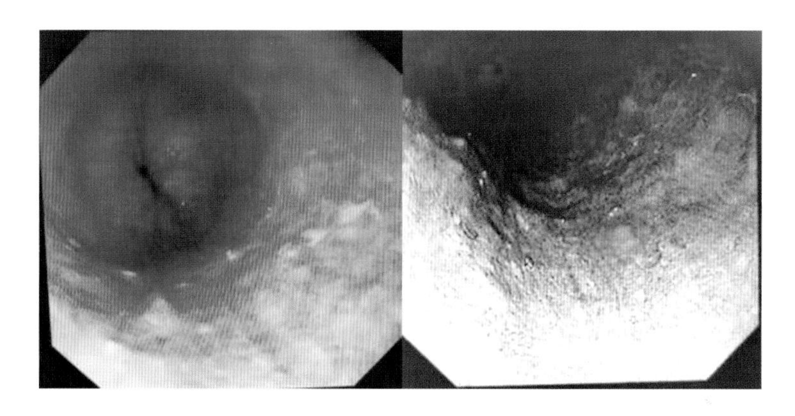

病例 5 图 5　食管镜显示食管病变

既往史：无吸烟史，饮酒 20 年，平均 250g/d。

体格检查：T 36.3℃，P 87 次 / 分，R 21 次 / 分，BP 132/79mmHg，BS 1.78m^2，KPS 90 分，营养评分 2 分。左颈部触及约 2cm×2cm 肿大淋巴结，质韧，固定，无压痛，边界不清，余浅表淋巴结未触及肿大。双肺呼吸音清，未闻及干湿性啰音或异常呼吸音。心率 87 次 / 分，心律齐，心音有力，未闻及病理性杂音。全腹无压痛及反跳痛，未扪及明显包块。肝脾肋下未触及。

二、入院诊断

1. 下咽鳞癌（$cT_3N_{2b}M_0$，ⅣA 期）。
2. 胸下段食管鳞癌（$cT_{1a}N_0M_0$，Ⅰ期）。

三、诊疗经过

1. 专家会诊　提交由内镜科、胸外科及内科、放疗科专家组成的 MDT 专家组，会诊意见如下。

内镜科专家：食管肿瘤局限于黏膜层，可考虑病变黏膜下剥脱治疗，但病变范围较长且环 3/4 周病变，黏膜剥脱治疗后食管狭窄风险大大增加，加之患有下咽癌，后期下咽部狭窄风险也较高，会严重影响患者生活质量，综合考虑不建议 ESD 治疗。

胸外科专家：患者为下咽、食管双原发癌，且下咽癌侵及全颈段食管，胸下段食管癌若行根治性手术，吻合难度大，术后并发症多，不建议手术治疗，可考虑将食管病变与下咽病变一起放疗。

内科专家：食管病变若不能行 ESD 治疗及手术治疗，可考虑与下咽癌一起行根治性放化疗，因下咽病变局部外侵范围广，患者进食阻挡症状重，建议先行诱导化疗减小肿瘤缓解症状后再行同步放化疗。诱导化疗可选择 TPF 方案（紫杉醇类、顺铂、氟尿嘧啶）。

放疗科专家：同意内镜科、胸外科及内科意见，下咽癌分期为局部晚期，建议先行诱导化疗减小肿瘤缓解症状后再行下咽和食管病变的根治性同步放化疗。

组长意见：诱导化疗加根治性同步放化疗。

2．治疗经过

（1）诱导化疗阶段：2020 年 7 月 17 日至 2020 年 9 月 10 日给予诱导化疗 3 个周期：多西他赛 60mg d1、d8＋顺铂 40mg d1～d3＋氟尿嘧啶 4.5g 持续泵入 120h 每 3 周 1 次，化疗期间胃肠道反应 I 度，骨髓抑制 II 度。2 周期化疗后复查评估疗。2020 年 9 月 1 日 CT 检查（病例 5 图 6）：①考虑下咽癌累及食管、邻近结构，较前 2020 年 7 月 15 日好转。2020 年 9 月 2 日 MRI 检查（病例 5 图 7）：①考虑下咽癌累及食管伴外侵，较前（2020 年 7 月 16 日）范围明显缩小；②双颈部增大淋巴结，较前缩小。疗效平均为 PR。

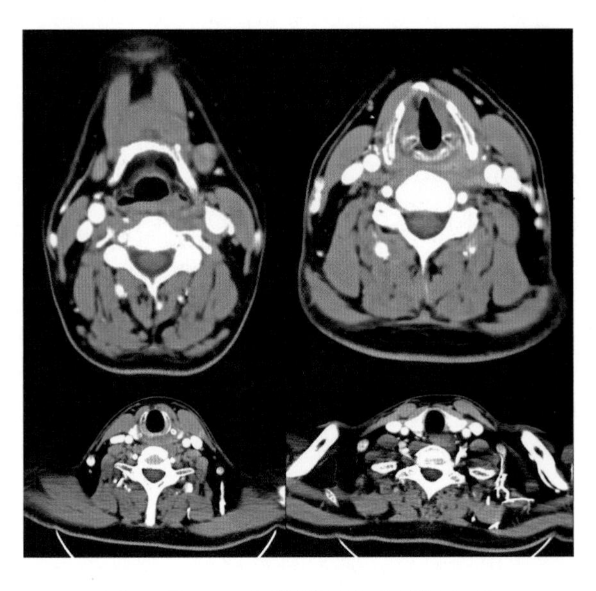

病例 5 图 6　2 周期诱导化疗后复查 CT

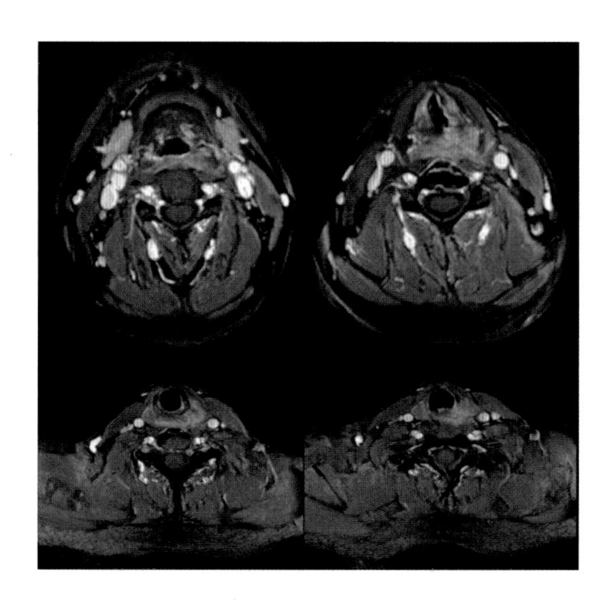

病例 5 图 7　2 周期诱导化疗后复查 MRI

（2）同步放化疗阶段：2020 年 9 月 21 日开始同步放化疗治疗，强化 CT 及强化 MRI 双定位后图像融合，参照诱导化疗前 CT 及 MRI 显示病变范围，在定位 CT 上勾画靶区，第 1 个靶点：GTVp 为化疗前下咽病变及侵及的邻近甲状腺、杓状软骨、甲状软骨，GTVn 为左颈 2、3 区转移淋巴结，CTV 为：GTVp 为外扩 1cm 并包全整个下咽部解剖结构，GTVn 外扩 5mm 及双侧咽后、右颈部Ⅱ～Ⅳ区，左颈部Ⅱ～Ⅴ区淋巴引流区，CTV 外放 3mm 为 PTV，2.0Gy/ 次，第一阶段计划 25 次（病例 5 图 8）；第 2 个靶点：GTVEC 为钛夹标记的胸下段食管病变及病变上下 3cm 的正常食管，外扩 5mm 为 CTVEC，再外扩 5mm 至 PTVEC，2.0Gy/ 次，第一阶段 IMRT 计划 25 次（病例 5 图 9）。按总剂量 60Gy 评价，各危及器官受量：脑干最大受量为 42Gy，左、右侧视神经受量分别为 2.6Gy、2.4Gy，左、右侧晶体最大受量分别为 1.76Gy、1.68Gy，脊髓最大受量为 36Gy。心脏平均受量 18.86Gy，左肺平均受量 4.56Gy，右肺平均受量 2.38Gy，双肺平均受量 3.34Gy，双肺 V20　4.2%。2020 年 11 月 1 日行大孔径 CT 及 MRI 复位，疗效评价为 SD。复位后，重新勾画靶区，范围同第一阶段。第二阶段 IMRT 计划 5 次。胸下段食管总剂量 DT 60Gy/30 次。下咽病变放疗至 DT　60Gy/30 次后缩野至原发肿瘤及转移淋巴结加量照射至 DT　70Gy/35 次。放疗期间同步顺铂 40mg　d1 ～ d3　21 天 1 个周期，化疗 2 个周期。放化疗期间放射性黏膜炎Ⅱ度，骨髓抑制Ⅱ度，皮肤反应Ⅰ度。2020 年 11 月 22 日治疗结束顺利出院。

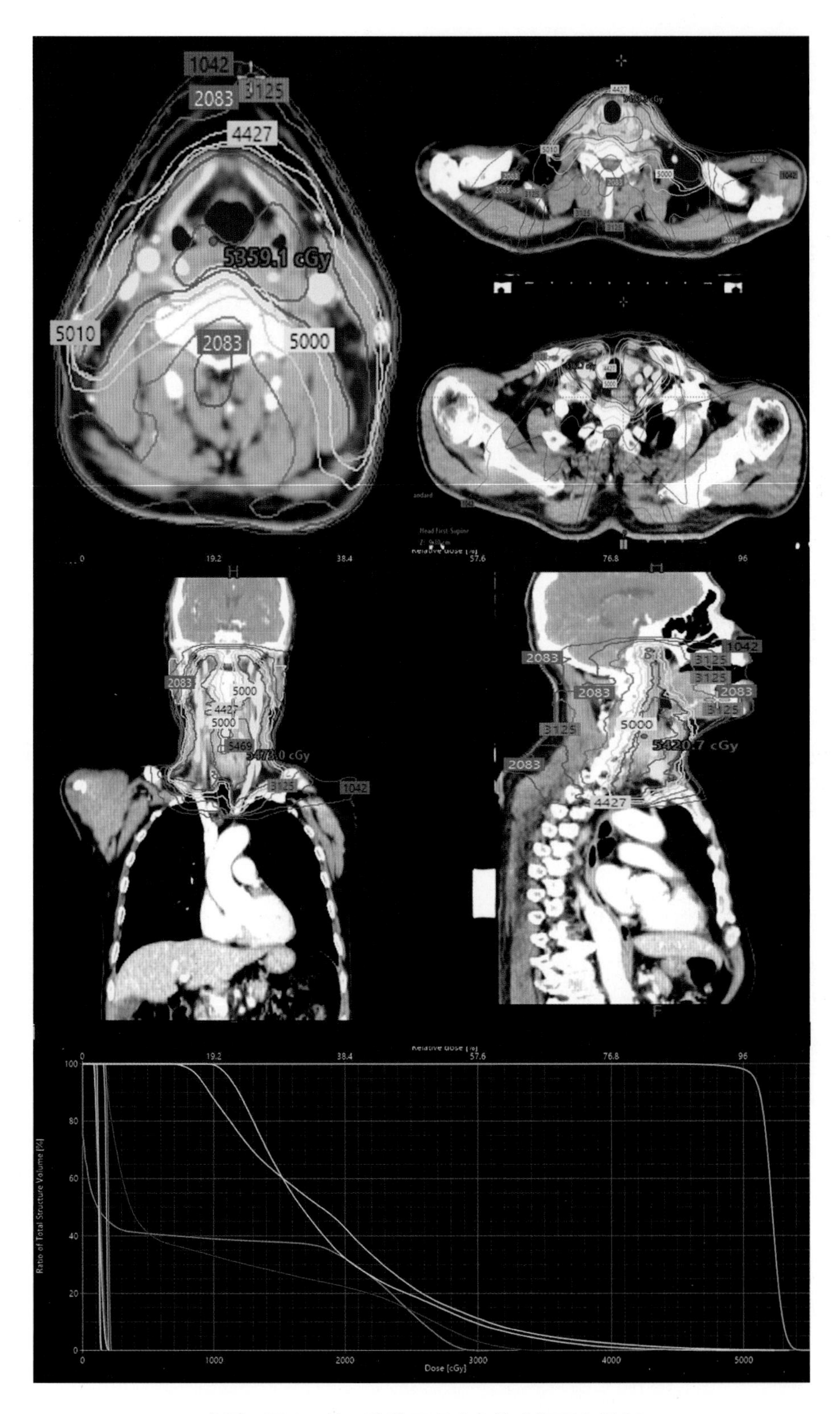

病例 5 图 8　第一阶段下咽病变放疗靶区与计划

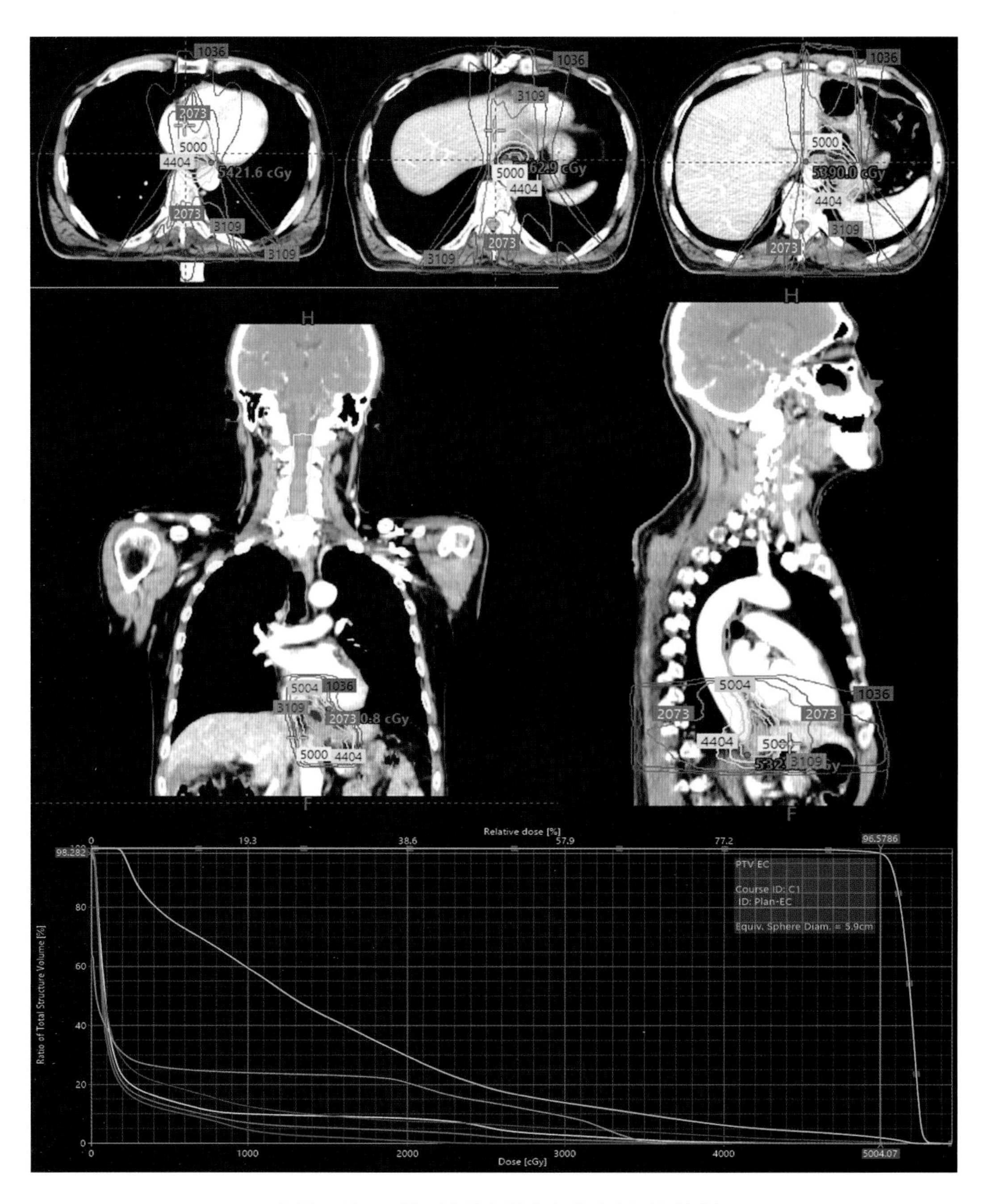

病例 5 图 9　第一阶段食管病变放疗靶区与计划

放化疗后 1 个月（2020 年 12 月 23 日）复查 CT 检查示下咽癌累及食管、邻近结构，较前 2020 年 7 月 16 日明显缩小（病例 5 图 10）。MRI 检查：结合临床，考虑下咽癌累及食管伴外侵，较前（2020 年 7 月 17 日）明显缩小（病例 5 图 11）。2020 年 12 月 24 日鼻咽喉镜：下咽后壁及右侧梨状窝黏膜粗糙，表面覆少许白苔。下咽癌放化疗后改变。2020 年 12 月 24 日胃镜：食管入口及颈段食管大片状瘢痕样改变，管腔略紧缩，未见异常新生物和溃疡，余食管黏膜光滑，NBI 观察未见异染区域，25cm 以下食管碘染未见不着色区域。符合下咽、颈段食管放疗后改变，符合胸下段食管放疗后改变，慢性萎缩性胃炎，疗效评价 PR。放化疗后 4 个月（2021 年 3 月 25 日）复查 CT 示下咽癌累及食管、邻近结构，较前（2020 年 12 月 23 日）基本变化不著（病例 5 图 12）。MRI 检查：结合临床，考虑下咽癌伴外侵，较前（2020 年 12 月 23 日）变化不著（病例 5 图 13）。

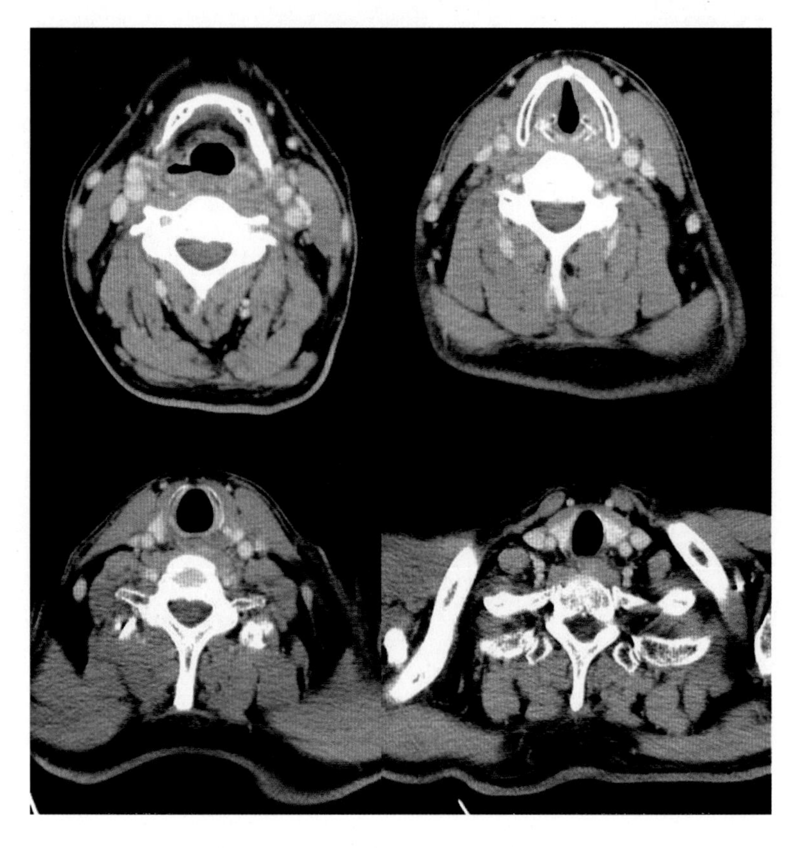

病例 5 图 10　放疗后 1 个月复查 CT

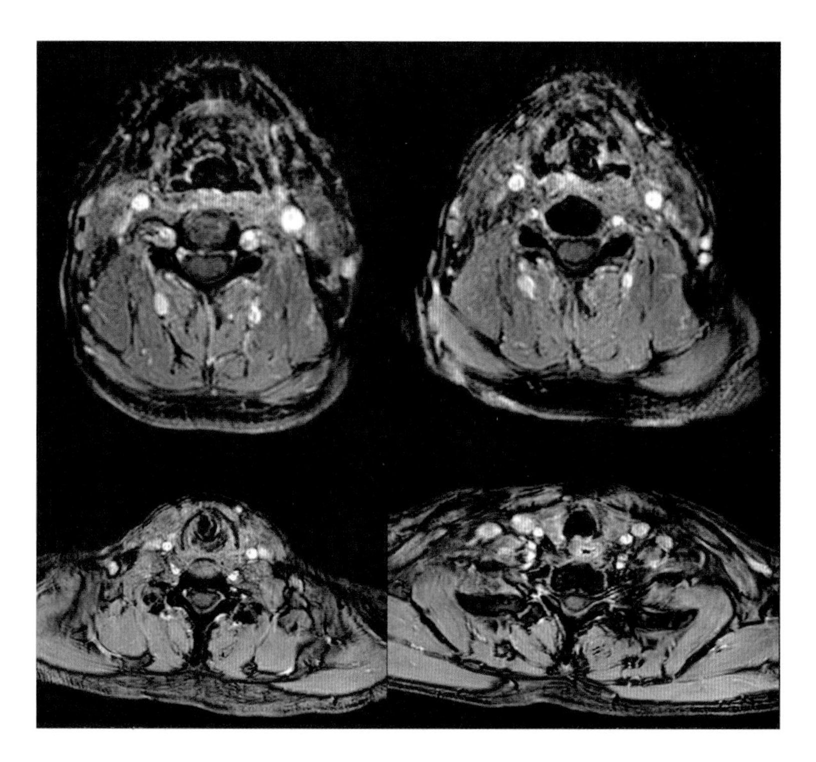

病例 5 图 11　放疗后 1 个月复查 MRI

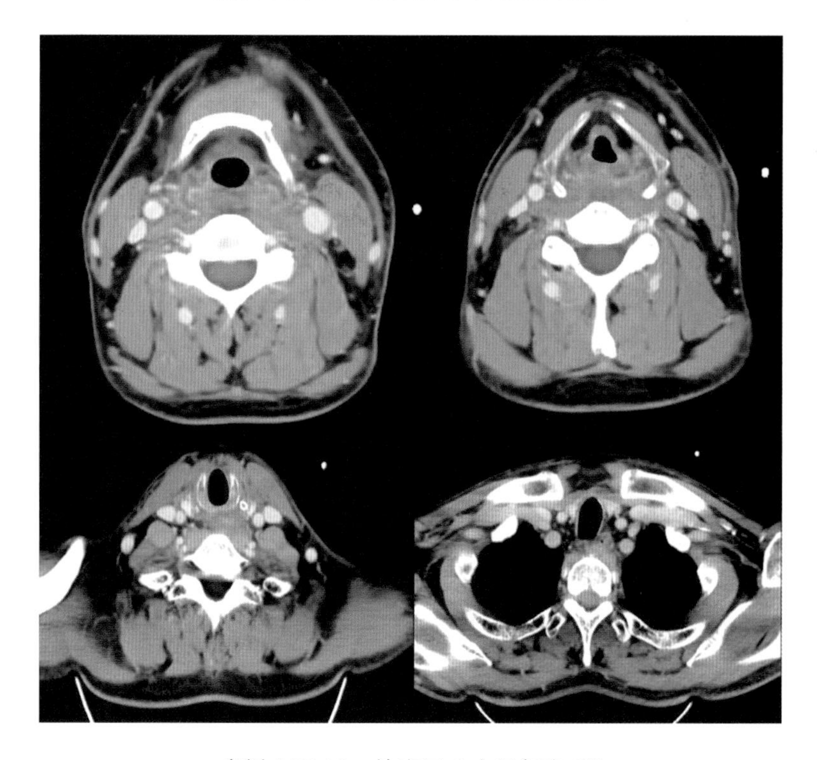

病例 5 图 12　放疗后 4 个月复查 CT

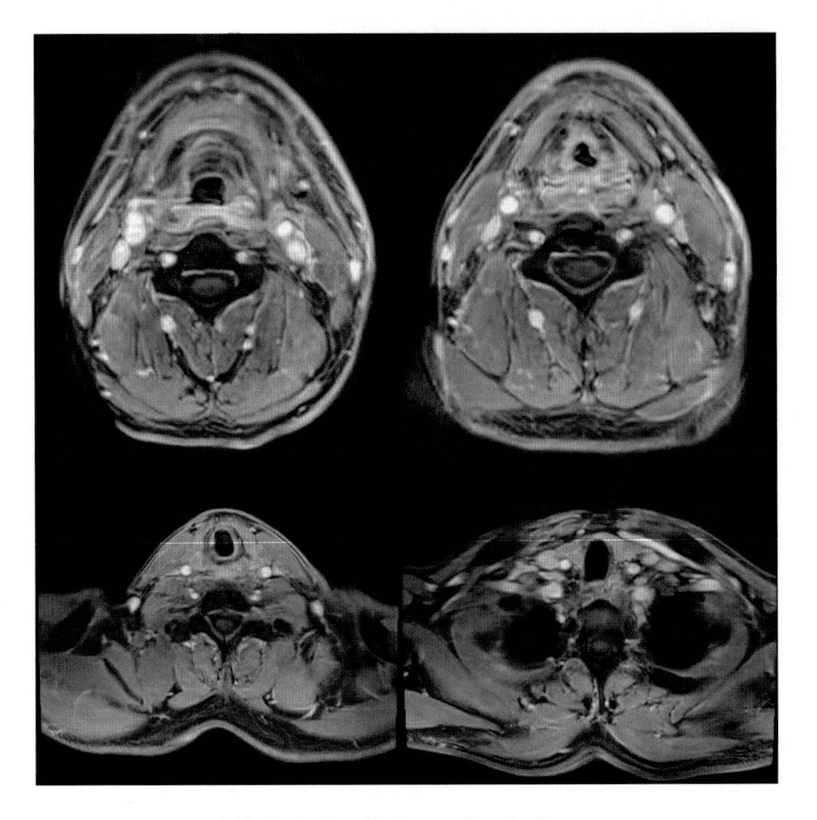

病例 5 图 13　放疗后 4 个月复查 MRI

四、诊疗经验

患者入院后完善各项检查，结合 CT、MRI、全身 PET/CT、咽喉镜及食管镜等多种技术手段确定下咽癌及食管癌病变侵及范围及临床分期，食管病变属于早期，可以行内镜黏膜下剥脱治疗或手术治疗，食管肿瘤环 3/4 周病变，行黏膜下剥脱治疗后食管狭窄风险明显增加，若行食管手术切除，由于合并下咽癌，手术吻合难度较大，增加术中、术后并发症的发生概率。尽管专家们的初始意见不统一，经过反复讨论，本着患者利益最大化、治疗个体化的原则，最终形成的专家组意见为诱导化疗后根治性同步放化疗。食管病变在 CT 上显示不清，采用内镜下钛夹标记肿瘤上下范围，更准确勾画食管病变范围。治疗过程顺利，近期疗效满意，未发现 2 级以上的放射性肺炎、食管狭窄、心脏副作用。此后仍需定期随诊评价疗效。

（胡　漫　杨　佳）

参考文献

[1]Guillaume Janoray，Yoann Pointreau，Pascal Garaud，et al.Long-term Results of a Multicenter Randomized Phase III Trial of Induction Chemotherapy With Cisplatin，5-fluorouracil，± Docetaxel for Larynx Preservation.J Natl Cancer Inst，2015，108（4）：djv368.

[2]Jochen H Lorch，Olga Goloubeva，Robert I Haddad，et al.Induction chemotherapy with cisplatin and fluorouracil alone or in combination with docetaxel in locally advanced squamous-cell cancer of the head and neck：long-term results of the TAX 324 randomised phase 3 trial.Lancet Oncol，2011，12（2）：153-159.

[3]Hitt R，J Grau J，López-Pousa A，et al.A randomized phase III trial comparing induction chemotherapy followed by chemoradiotherapy versus chemoradiotherapy alone as treatment of unresectable head and neck cancer. Ann Oncol，2014，25（1）：216-25.

[4]Guillaume Janoray，Yoann Pointreau，Marc Alfonsi，et al.Induction chemotherapy followed by cisplatin or cetuximab concomitant to radiotherapy for laryngeal/hypopharyngeal cancer：Long-term results of the TREMPLIN randomised GORTEC trial.Eur J Cancer，2020，133：86-93.

[5]Susumu Okano，Tomohiro Enokida，Takuma Onoe，et al.Induction TPF chemotherapy followed by CRT with fractionated administration of cisplatin in patients with unresectable locally advanced head and neck cancer.Int J Clin Oncol，2019，24（7）：789-797.

[6] 中国抗癌协会食管癌专业委员会，中国下咽与食管癌协同诊疗工作组 . 下咽与食管多原发癌筛查诊治中国专家共识 . 中华外科杂志，2020，58（8）：589-595.

病例 6

中晚期下咽癌合并早期食管癌

一、病历摘要

患者徐××，男，55 岁，汉族，因“咽痛半年。”于 2020 年 7 月 15 日入院。

现病史：患者 2020 年 7 月 2 日因“咽痛半年”就诊于山东大学齐鲁医院，行喉镜示下咽肿物累及口咽右侧壁。病理示（下咽）鳞状细胞癌。颈胸部 CT：下咽部占位性病变，考虑下咽癌，请结合喉镜诊断。右侧颈部淋巴结肿大，左肺小结节，建议随诊。双肺气肿，双肺纤维灶。颅脑 MRI：脑内多发缺血变性灶、软化灶，脑桥点状各序列低信号，考虑陈旧性微出血灶，建议结合临床除外转移所致，密切随诊。考虑右侧额叶发育性静脉畸形，脑动脉硬化并多动脉狭窄，颈部动脉硬化。胃镜：下咽肿物（考虑癌），食管病变待病理（HGIN），斑驳食管，慢性萎缩性胃炎，胃窦病变待病理（GIN？），病理待回。患者发病后未行治疗，为求进一步诊疗，门诊以“下咽癌”收入我科。患者自发病以来，神志清楚，精神可，饮食睡眠可，大小便未见异常，体重较前未见明显减轻。

既往史：患高血压 10 余年，最高达 150/95mmHg，目前服用降压药硝苯地平控释片，血压控制在 135/85mmHg 水平。否认糖尿病、脑血管疾病、精神疾病史，否认肝炎、结核等传染史。20 年前因外伤行脾切除术。术后恢复可，对青霉素过敏，表现为呼吸困难，预防接种史不详。

生于山东省枣庄市滕州市，久居本地，吸烟 30 年，平均 40 支 / 日，已戒烟，戒烟 5 年，饮酒 30 年，以饮用白酒为主，平均 8 两 / 日，未戒酒。无吸毒史，无疫区、疫情、疫水接触史，无牧区、矿山、高氟区、低碘区居住史，无工业毒物接触史，无冶游史。

体格查体：T 36.4℃，P 76 次 / 分，R 19 次 / 分，BP 124/78mmHg，BS 1.98m^2，KPS 90 分，NRS 1 分。中年男性，营养中等，神志清，精神好。右侧颈部Ⅱ、Ⅲ区多发淋巴结肿大，大者直径 2cm，质韧，活动度差，压痛（-）。头颅及五官无异常。颈软，无抵抗。双肺呼吸音清，未闻及干湿性啰音或异常呼吸音。心率 76 次 / 分，心律齐，心音有力，未闻及病理性杂音。全腹无压痛及反跳痛，未扪及明显包块。肝脾肋下未触及。脊柱、四肢及神经系统无异常。

二、入院诊断

1．下咽癌（$cT_2N_3M_0$ Ⅳ b 期）。

2．食管癌（$cTisN_0M_0$ 0 期）。

3．高血压 2 级。

4．脾切除术后。

三、诊疗经过

2020 年 7 月 2 日喉镜病理：下咽肿物累及口咽右侧壁。病理示（下咽）鳞状细胞癌（山东大学齐鲁医院）。

2020 年 7 月 16 日 CT 检查（病例 6 图 1）：①下咽癌累及口咽并右侧咽旁、右颈部淋巴结转移；②左肺下叶纤维灶；③胆囊结石；④胃大弯黏膜增厚，考虑慢性炎症，请结合临床；脾缺如，请结合临床；胃大弯旁结节灶，考虑脾种植。

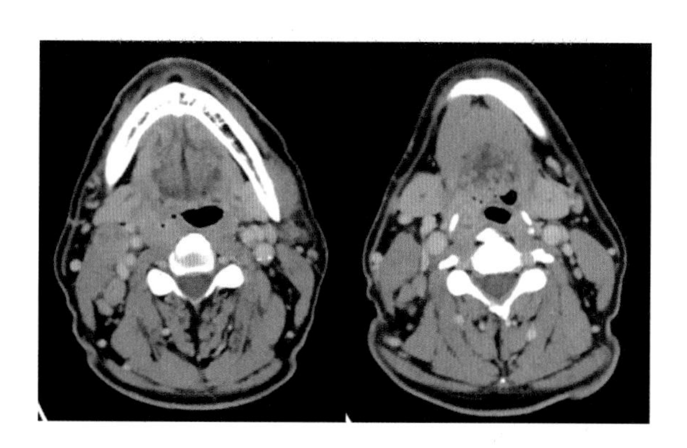

病例 6 图 1　治疗前 CT

2020 年 7 月 17 日超声内镜（病例 6 图 2）：超声胃镜检查术（含活检），下咽肿物胸中段食管多发病变，结合超声和放大，符合早癌内镜下表现，可行诊断性 ESD 胃窦前壁隆起、糜烂，超声提示黏膜层弥漫性增厚，疣状隆起？已活检，待病理。诊断：慢性非萎缩性胃炎。

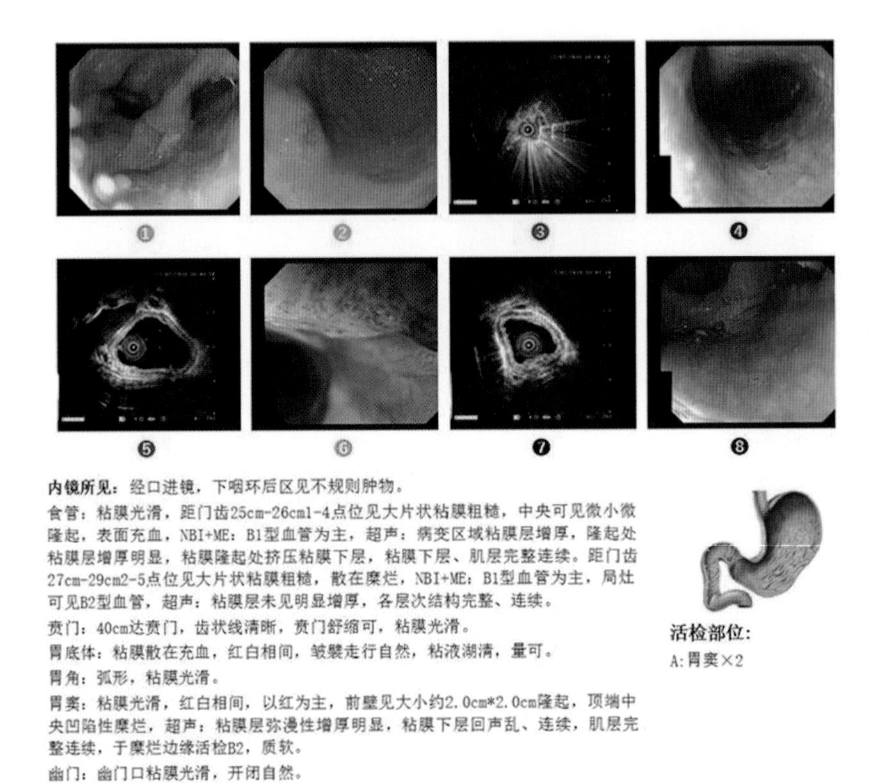

病例 6 图 2　超声内镜

2020 年 7 月 20 日病理检查，（胃窦活检）黏膜急慢性炎症。

提交头颈部 MDT 专家组，会诊意见如下：

消化内镜专家意见：下咽与食管同属于上消化道，黏膜长期暴露于烟酒等致癌因子的慢性刺激。当一个部位发生癌变时，另一部位发生 MPC 的可能性也增大。此即所谓的消化道区域癌化理论，而这种跳跃式病灶的存在有可能是下咽食管癌本身的生物学特征之一。在下咽癌及食管癌（尤其有重度烟酒史患者）的临床诊疗过程中，应注意第二原发癌的相互筛查。多原发癌的筛查是下咽癌和食管癌首诊和随访的重要内容。多原发癌的检出会影响第一原发癌的治疗策略和患者的预后。文献报道，通过内镜筛查发现的第二原发癌多为早期，及时的内镜筛查有利于早期诊断下咽与食管多原发癌，改善患者预后。局部晚期下咽癌需采取综合治疗，早期食管癌可行内镜下切除或手术切除。该患者 2020 年 7 月 17 日超声内镜、超声胃镜检查术（含活检），下咽肿物胸中段食管多发病变，结合超声和放大，符合早癌内镜下表现，可行诊断性 ESD。

内科专家意见：下咽癌恶性程度较高，化疗缓解实践较短，对中晚期下咽癌，建议先进行诱导化疗。诱导化疗一般不作为下咽癌的独立的治疗手段，常用于晚期肿瘤、手术或放射治疗前的病例筛选。诱导化疗可以减少晚期患者远处转移的概率。有研究表明梨状窝癌诱导化疗加放疗和同期放化疗相比，10 年生存率相近（13.8% 比 13.1%），但诱导化疗组保喉率高。诱导化疗可以作为筛选放疗敏感病例的方法，诱导化疗后达到部分缓解的患者给予放疗，3 年保喉率明显高于未达到部分缓解的患者（70.3%VS57.5%）。诱导化疗的方案可以是传统的顺铂＋ 5-Fu（PF）方案，但新近的研究表明加入紫杉醇的 TPF 方案优于 PF 方案。对于中晚期的下咽癌，一般应用 2 ～ 3 个周期的诱导化疗。诱导化疗后评价达到完全缓解，行根治量放疗；如达到大部分消退，下一步治疗可手术，或同期放化疗；如果病灶没有缩小，行根治性手术，术后根据病理结果行辅助性放疗或放化疗。该患者下咽癌（$cT_2N_3M_0$ Ⅳ b 期）。

可先行给予诱导化疗，评估疗效后再决定下一步治疗措施。

放疗科专家意见：单纯放疗一般用于下咽癌早期的病变，即 T_1、T_2 病变，或病理为低分化、未分化癌患者，或因内科疾病不适合手术以及拒绝手术治疗的患者。对于临床Ⅰ、Ⅱ期下咽癌，单纯放疗的 5 年生存率 81%，5 年局部控制率 83%，喉功能保留率 92%。推荐采用同期整合补量调强适形放疗（SIB-IMRT）技术，在满足靶区照射剂量同时能最大限度保护周围正常组织，靶区定义：肿瘤靶区（GTV）包括影像检查所见的原发肿瘤和颈部肿大淋巴结；CTV1（高危临床靶区）包括病变邻近亚临床区，一般在 GTV 外约 1.5 ～ 2.0cm 范围（根据解剖结构适当调整），并包括全部喉咽、咽旁间隙结构及颈部阳性淋巴结区；CTV2（低危临床靶区）包括颈部阴性淋巴结区；计划靶区（PTV）在各靶区外放约 3.0mm（根据各单位设备条件决定）。对于中晚期病变，即 T_3、T_4 病变，或淋巴结阳性，任何单一治疗手段效果均不好，需采用综合治疗方式。放疗作为综合治疗方式的一部分，可术前或术后放疗，术后病理如存在高危因素（T_3 以上病变、切缘阳性、淋巴结转移或包膜外侵犯）建议术后同期放化疗。术前放疗靶区确定同根治量放疗，但将 CTV1 和 CTV2 合并，如果已行诱导化疗，靶区勾画应根据化疗前病变范围确定。术后放疗靶区确定，不勾画 GTV，CTV1 包括瘤床区及阳性淋巴结区，CTV2 包括颈部阴性淋巴结区。该患者下咽癌（$cT_2N_3M_0$ Ⅳ b 期），可给同步放化疗。

外科专家意见：早期食管癌自然发展为进展期食管癌需 2 ～ 4 年，化疗可延长这一过程，因此应优先考虑以下咽癌为主的综合治疗。可在下咽癌治疗过程中或治疗完成后对早期食管癌行内镜治疗；如果行下咽癌手术，可考虑同期切除早期食管癌；对于不可手术患者，则考虑放化疗。主要推荐治疗方法如下：①下咽癌诱导化疗：如下咽癌诱导化疗敏感（达到完全缓解或部分缓解），则食管癌行内镜下切除（如≥ T_{1b} 期，追加辅助放疗、化疗或手术切除），下咽癌行放疗（如放疗后病灶未消失，行挽救性手术）；下咽癌诱导化疗不敏感，则行下咽癌和食管癌手术切除＋下咽癌辅助放疗；②下咽癌手术：下咽癌和食管癌同期手术切除＋下咽辅助放化疗；下咽癌手术切除＋辅助放化疗，食管癌内镜下切除（如≥ T_{1b} 期，追加辅助放疗、化疗或手术切除）；③下咽癌同步放化疗：如放化疗后病灶未消失，备行下咽癌手术；食管癌内镜下切除（如≥ T_{1b} 期，追加辅助放疗、化疗或手术切除）。

组长意见：建议先行食管黏膜 ESD 手术后，进行诱导化疗，根据肿瘤消退情况，手术或同步放化疗。

患者于 2020 年 7 月 23 日行内镜下食管黏膜下剥离术（病例 6 图 3）。2020 年 7 月 27 日病理检查，（食管 ESD）高级别鳞状上皮内瘤变。一侧切缘查见瘤组织，底切缘及口侧切缘、肛侧切缘未见瘤组织。后给予紫杉醇脂质体 210mg d1 ＋顺铂 60mg d1 ～ d2 21 天 1 周期，诱导化疗 1 周期，疗效评价 PR，给予下咽病灶放疗，GTV 为右侧下咽病灶＋右侧口咽病灶＋双侧淋巴结，CTV 包括 GTV 及双侧Ⅰ B、Ⅱ、Ⅲ、Ⅳ＋右侧Ⅴ区，口咽部位为 GTV 外 5mm，外放 3mm 为 PTV。放疗 DT 60GY/30F 后缩野去除左侧下颈Ⅳ区，给予加照 5 次，总 DT 70GY/35F。期间给予顺铂 50mg 1 次 / 周同步化疗。（后期因骨髓抑制未能完成）。甘氯双唑钠 1.5 TIW 增敏。治疗期间给予对症支持。后给予紫杉醇脂质体 210mg d1 ＋顺铂 60mg d1 ～ d2 21 天 1 周期，辅助化疗 3 周期。

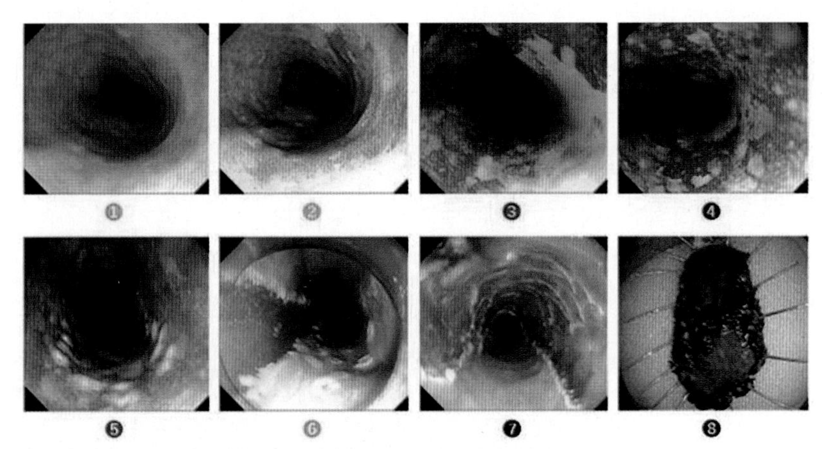

内镜所见：全麻成功后取左侧卧位，进镜观察，下咽肿物：距门齿25cm-26cm、27cm-29cm黏膜粗糙略发红，NBI食管散在茶褐色改变，碘染色食管虎皮纹样，距门齿25-31cm三处片状重度不着色，延迟观察红色征阳性；经患者家属同意，行内镜黏膜下剥离术诊断性切除，Dualknife距病变黏膜边缘5mm标记，黏膜下注射亚甲兰+甘油果糖氯化钠注射液，抬举良好，距标记点外5mm环周切开，沿黏膜下层逐步剥离，止血钳电凝止血。病变黏膜完整剥离，创面距门齿约23-35cm，无出血、无穿孔，喷洒凝血酶+甲硝唑注射液，经鼻置入胃肠减压管。麻醉苏醒顺利，安返病房。嘱禁饮食、持续胃肠减压、止血、抗感染等支持治疗，密切关注病情变化。

病例 6 图 3　食管 ESD 术

随访结果：

2020 年 11 月 6 日胃镜检查（病例 6 图 4）：下咽治疗后改变，食管 ESD 术后，局部可见瘢痕，黏膜光滑。

2020 年 11 月 6 日 CT 扫描（病例 6 图 5）：下咽癌累及口咽并右侧咽旁、右侧颈部淋巴结转移。均较前明显好转。左肺下叶纤维灶，胆囊结石并胆囊炎。胃大弯旁结节灶，考虑脾种植。

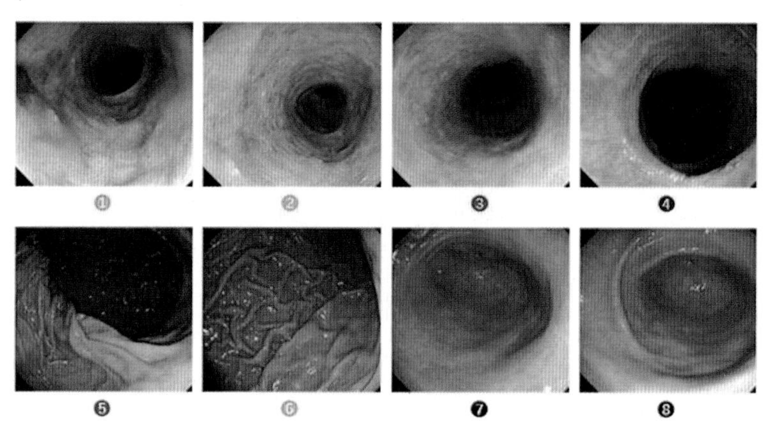

内镜所见：下咽：后壁、右侧壁及双侧梨状窝粘膜充血，覆白苔，不易吸出，未见明显肿物。

食管：距门齿23-30cm可见两处粘膜呈瘢痕样改变，表面光滑，未见明显异常，余粘膜稍粗糙，粉红色，血管纹理清晰，舒缩好，NBI观察无明显异常。

贲门：距门齿40cm见齿状线，清晰。粘膜光滑，无狭窄，开闭正常。

胃底胃体：粘膜充血水肿，大弯侧皱襞欠规整，未见溃疡及糜烂。粘液湖浑浊，量中等。

胃角：呈弧形，粘膜充血水肿，未见溃疡及糜烂。

胃窦：黏膜充血水肿，红白相间，以红相为主，可见血管显露，未见溃疡及糜烂。

幽门：口圆，光滑，开闭正常。

十二指肠：球部、降段及乳头未见异常。

病例 6 图 4　食管 ESD 术后

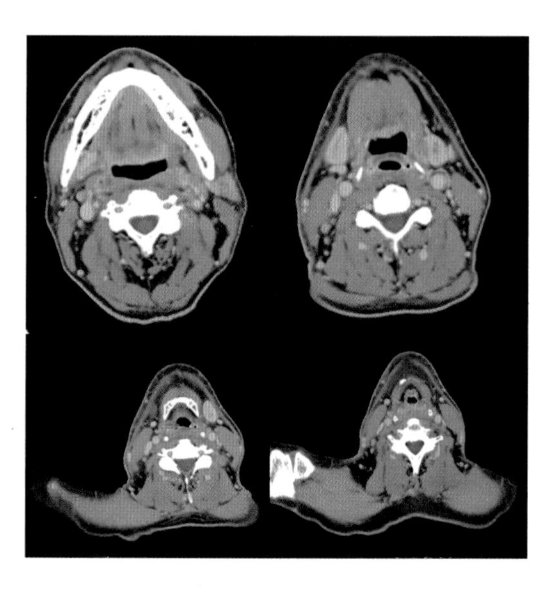

病例 6 图 5　治疗后 CT

2020 年 11 月 26 日纤维喉镜（病例 6 图 6）：下咽癌放疗后，会厌黏膜肿胀，双侧梨状窝黏膜光滑，未见明显肿物，口咽及舌根未见异常。

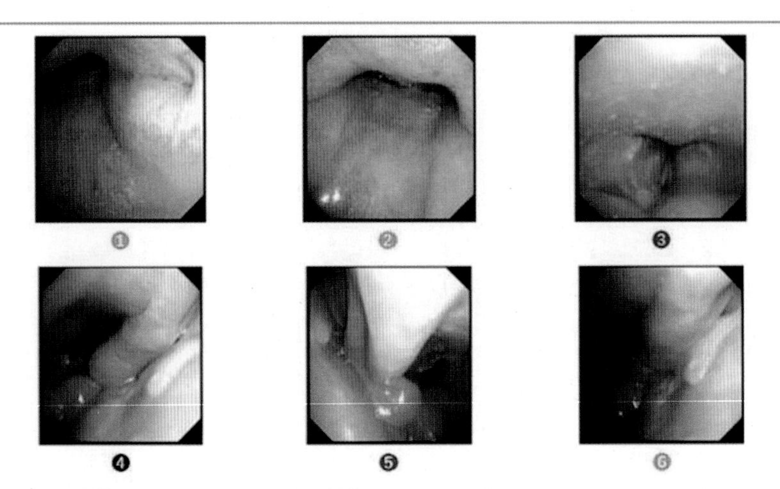

内镜所见：麻醉方式：表麻；插入方式：经鼻；
左侧鼻腔鼻甲肥大进镜困难，右侧鼻腔未见明显新生物。
鼻咽各壁粘膜光滑，咽隐窝清晰，未见明显肿物。
口咽、舌根见多发肥大滤泡样隆起。会厌、双侧杓会厌皱襞充血水肿，活动一般。
下咽后壁、右侧壁及双侧梨状窝粘膜充血，覆白苔，不易吸出。
声带未见异常占位，声带活动可，闭合良好。

病例 6 图 6　治疗后喉镜

疗效评价接近 CR。

四、诊疗经验

这是一例中晚期下咽癌合并早期食管癌患者，接受了食管 ESD 手术及下咽癌诱导化疗＋同步放化疗，治疗规范，并取得了理想的治疗效果。下咽毗邻丰富的淋巴和血管，肿瘤易转移到颈部淋巴结池以及远处部位。该区域丰富的淋巴网络主要引流至颈静脉节（Ⅱ～Ⅳ级）和咽后淋巴结。下咽肿瘤一般难以早期识别，许多症状和体征可能因药物滥用而延迟，或因反流，上呼吸道感染或吸烟相关的刺激等而混淆，往往初诊时即可能为晚期疾病。该患者有长期的烟酒史，同时发生下咽食管黏膜病变，对该类患者，需加强健康教育，戒烟戒酒。同时下咽癌的诊疗过程中，不要忽视行胃镜检查，要重视下咽和食管多中心发生病变的特点，避免漏诊。

（董　伟）

参考文献

[1] 中国抗癌协会食管癌专业委员会，中国下咽与食管癌协同诊疗工作组．下咽与食管多原发癌筛查诊治中国专家共识．中华外科杂志，2020，58（08）：589-595.

[2] 温树信，王斌全．从 2014 年美国国家综合癌症网诊疗指南看下咽癌的治疗．中华肿瘤杂志，2015，37（08）：637-639.

[3] 李珍，谢常宁．16 例下咽癌合并食管癌患者行多学科联合复杂手术后并发症护理．护理学报，2020，27（13）：67-69.

[4] 樊佳敏，温树信，王斌全，等．晚期下咽癌手术综合疗法与非手术综合疗法两种治疗策略疗效比较的 Meta 分析．中华耳鼻咽喉头颈外科杂志．202002：144-145-146-147-148-149. DOI：10.3760/cma.j.issn.1673-0860.2020.02.011

病例 7

食管癌

一、病历摘要

患者徐××，男，47 岁。2019 年 12 月 30 日首次入院。

现病史：2019 年 11 月份无明显诱因出现进食阻挡感，初未在意，后进行性加重。2019 年 12 月 19 日于济宁市第一人民医院食管镜检查示："距门齿 25 ～ 35cm 前壁见不规则增生，表面糜烂溃疡，累及食管 3/4 周，活检 5 枚，余黏膜光滑柔软，血管纹理清晰，扩张度好，齿状线欠清晰。活检病理：（食管）鳞状细胞癌。入我院后会诊自带 CT：胸中上段食管壁明显增厚并僵硬，管腔狭窄，周围脂肪间隙消失，右上气管旁示结节灶并强化。符合食管癌并右上气管旁淋巴结转移表现（病例 7 图 1）。颅脑 MRI、腹部 CT 无明显异常，颈部 CT 见右上纵隔转移淋巴结（病例 7 图 2）。

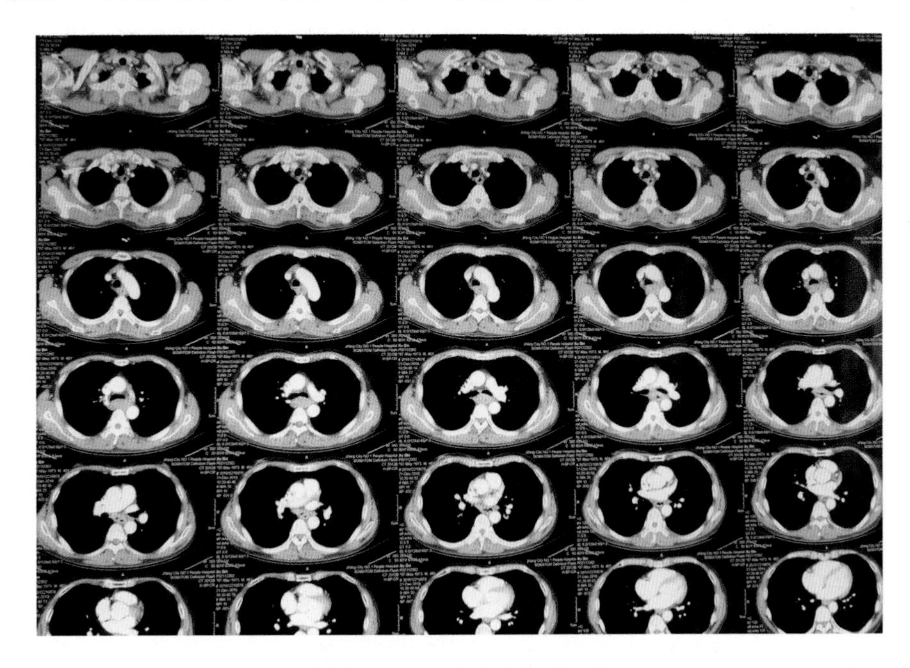

病例 7 图 1　患者自带 CT 片

既往史：吸烟史 20 余年，约 20 支 / 天，饮酒史 20 余年，约 250g/d。

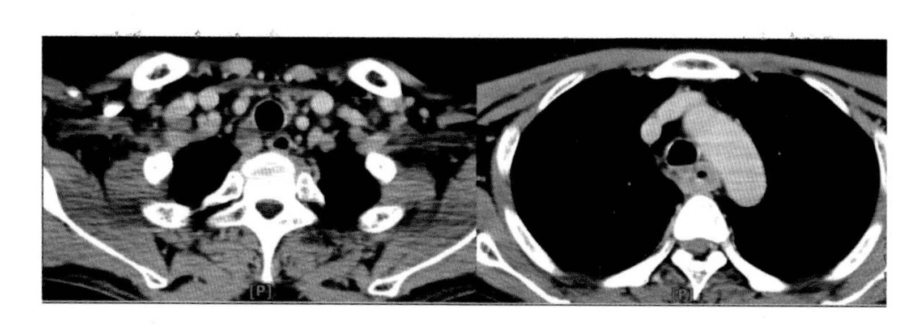

病例 7 图 2 治疗前我院颈部 CT 片

体格检查：T 36.6℃，P 92 次 / 分，R 33 次 / 分，BP 109/82mmHg，KPS 90 分，营养评分 1 分。浅表淋巴结未触及肿大。胸廓正常，双侧呼吸动度对称，双侧语音震颤无增强或减弱，无胸部摩擦感。双肺叩诊清音，呼吸音清晰，未闻及明显干湿性啰音。心前区无隆起，心尖搏动无移位，无心包摩擦感，心率 92 次 / 分，律齐，各瓣膜听诊区未闻及杂音。

二、入院诊断

胸中段食管鳞癌（$cT_3N_1M_0$，ⅢA 期）。

三、诊疗经过

提交全院食管癌 MDT 专家组，会诊意见如下。

消化内科专家：胸中段食管鳞癌，右上气管旁淋巴结转移。$cT_3N_1M_0$，建议行根治性放化疗。化疗方案氟尿嘧啶类 / 紫杉类＋铂类药物。

食管外科专家 1：食管肿瘤位置较高，外侵明显，纵隔淋巴结转移，建议根治性放化疗。

食管外科专家 2：建议行新辅助放化疗＋手术治疗模式。

食管外科专家 3：根据上述患者病情及临床资料，此患者右上纵隔淋巴结肿大，考虑转移，故建议先行手术治疗，术后再根据术后病理结果制订下一步方案。

胸部放疗专家 1：①建议行新辅助同步放化疗后手术治疗。若患者拒绝手术，可行根治性同步放化疗；②对症、支持治疗。

胸部放疗专家 2：纵隔转移淋巴结位置较高，建议行根治性同步放化疗。

胸部放疗专家 3：2R 组淋巴结位置较高，建议根治性同步放化疗。

组长意见：建议行根治性同步放化疗。

2020 年 1 月 9 日以食管原发灶及 2R 区转移淋巴结为 GTV，以原发灶上下各外放

30mm，环周外放各 5mm，2R 淋巴引流区及部分 105、部分 106、107、108、110 组，腹部 1、2、3、7 组淋巴引流区为 CTV，再外放 5mm 为 PTV，95% 等剂量线包绕 PTV，处方剂量 180cGy/ 次，4140cGy/23 次后复位，疗效 PR；复位后以食管原发灶及 2R 转移淋巴结为 GTV，原发灶上下各外放 30mm，转移淋巴结各方向外扩 5mm 为 CTV，再外放 5mm 为 PTV，95% 等剂量线包绕 PTV，处方剂量 180cGy/ 次，加量 10 次，总量 5940cGy/33 次。同步化疗 2 周期：替吉奥 80mg/（m^2 • d），分 2 次口服，顺铂 75mg/m^2，d1 ～ d3，21 天为 1 周期。放化疗期间胃肠道反应Ⅱ度，骨髓抑制Ⅱ度。2020 年 3 月 2 日顺利出院。

放化疗后 1 个月复查 CT 示：①食管癌并纵隔淋巴结转移，较前病变示缩小；②颈部及颅脑扫描未见明显异常（病例 7 图 3）；食管钡餐造影示病灶基本消失（病例 7 图 4）。疗效评价 PR。放化疗后 1 年复查 CT：食管原发灶及纵隔转移淋巴结已消失（病例 7 图 5）；食管钡餐造影示病灶显示不清（病例 7 图 6）。

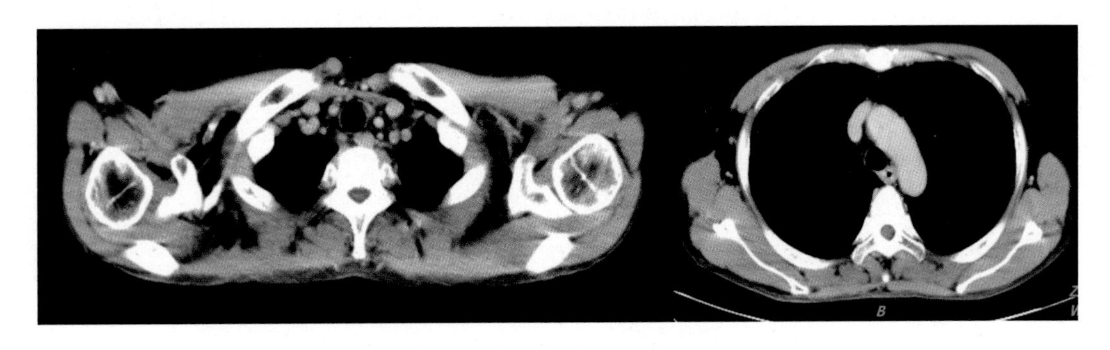

病例 7 图 3　出院后 1 个月复查 CT 片

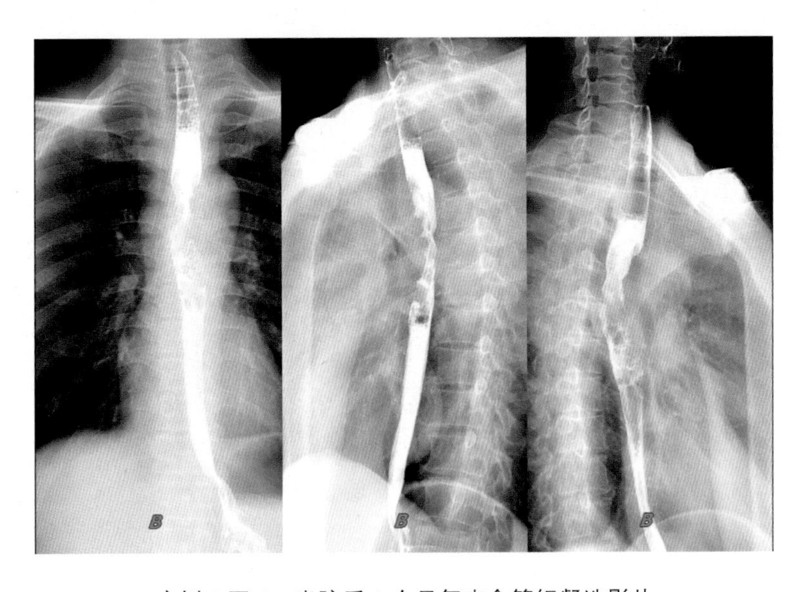

病例 7 图 4　出院后 1 个月复查食管钡餐造影片

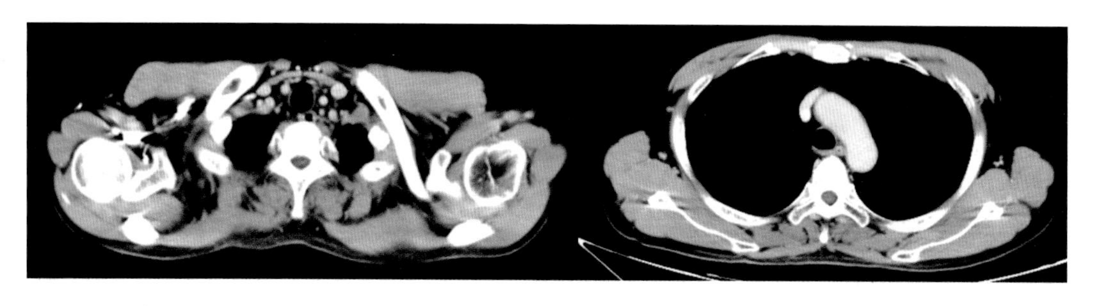

病例 7 图 5　出院后 1 年复查 CT 片

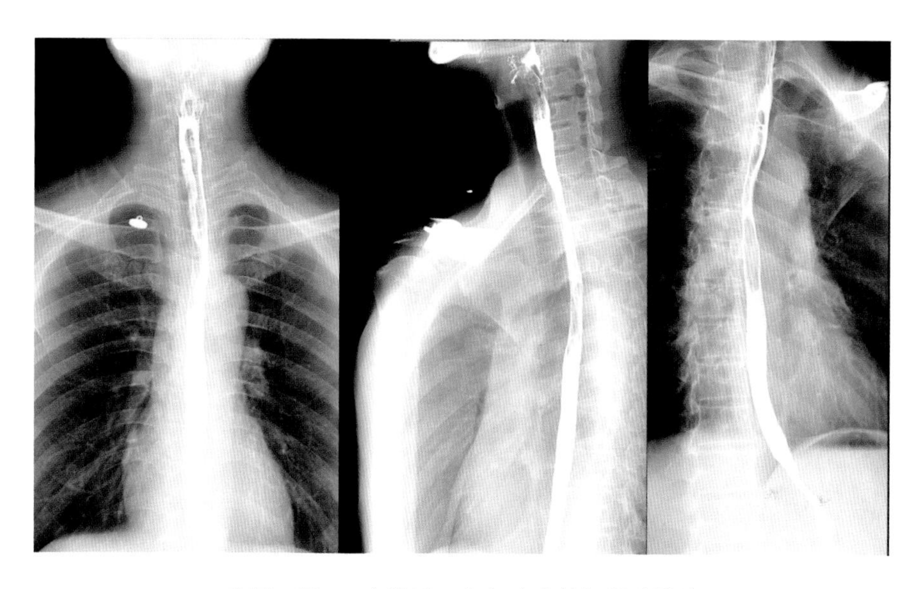

病例 7 图 6　出院后 1 年复查食管钡餐造影片

四、诊疗经验

该患者属于局部晚期可手术食管鳞癌，依据 NCCN 指南 2020 版、中国食管癌放射治疗指南 2020 版，应行新辅助放化疗＋根治性手术。但该患者 2R 区有转移淋巴结，若行新辅助放化疗，由于转移淋巴结位置较高，且有明显外侵，有可能会影响到颈部吻合口的设置及术中操作，增加术中、术后并发症的发生概率。若先行根治性手术，由于原发灶、转移淋巴结均有明显外侵，恐难达到根治性切除的目的。尽管专家们的初始意见并不统一，经过反复讨论、慎重协商后，本着患者利益最大化、治疗个体化的原则，最终形成的专家组意见为根治性同步放化疗。后续治疗过程顺利，近期及 1 年后的疗效满意，未发现 2 级以上的放射性肺炎、食管狭窄、心脏不良反应。

（巩合义）

参考文献

[1]NCCN Guidelines of Esophageal and Esophagogastric Junction Cancers, Version 2.2021.[2021-06-22].https：//www.nccn.org/.

[2] 中国医师协会放射肿瘤治疗医师分会，中华医学会放射肿瘤治疗学分会，中国抗癌协会肿瘤放射治疗专业委员会 . 中国食管癌放射治疗指南 2020 年版 . 国际肿瘤学杂志，2020，47（11）：641-655.DOI：10.3760/cma.j.cn371439-20201015-00095

[3]Yang H，Liu H，Chen Y，et al.Neoadjuvant chemoradiotherapy followed by surgery versus surgery alone for Locally advanced squamous cell carcinoma of the esophagus NEOCRTEC5010 a phase Ⅲ multicenter randomized open-Label clinicalTrial.J Clin Oncol，2018，36（27）：2796-2803.DOI：10.1200/JCO.2018.79.1483.

[4]MCCM Hulshof，HWM van Laarhoven.Chemoradiotherapy in tumours of the oesophagus and gastro-oesophageal junction.Best Pract Res Clin Gastroenterol，2016，30（4）：551-563.DOI：10.1016/j.bpg.2016.06.002.

病例 8

局部晚期非小细胞肺癌

一、病历摘要

患者杨××，女，46 岁，2020 年 3 月 9 日首次入院。

现病史：患者于 2020 年 2 月 24 因“腹痛 6 天”就诊于当地医院，行胸部 CT 及肺动脉 CTA 示：①双上叶结节灶；②左肺下叶索条影；③纵隔淋巴结肿大；④左侧胸腔积液；⑤肠系膜 CTA 未见明显异常；⑥脾脏、双肾多发梗死（病例 8 图 1）。2020 年 2 月 25 日外周血肿瘤标志物癌胚抗原 10.7ng/ml，NSE 17.650ng/ml，CYFRA21-1 5.62ng/ml。2020 年 2 月 26 日行颅脑及颈部 MRI 示多发脑梗死，左侧锁骨上淋巴结肿大。2020 年 2 月 27 日来我院门诊行 PET-CT 示双侧锁骨上、纵隔、左肺门多发增大淋巴结伴高代谢，考虑转移，左肺癌所致可能性大，请结合淋巴结穿刺结果；左侧叶间胸膜类结节状增厚，未见高代谢，建议观察以除外转移。左肺上叶磨玻璃密度灶，未见高代谢，建议观察；双肺胸膜下小结节，未见高代谢，建议观察（病例 8 图 2）。经止痛、溶栓、活血化瘀治疗后腹痛缓解。

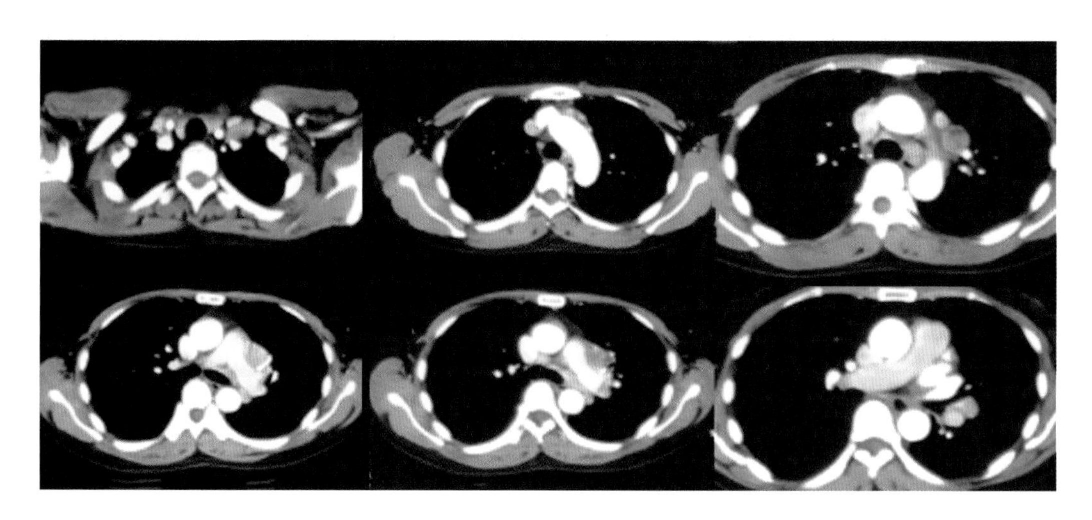

病例 8 图 1　患者自带 CT 片

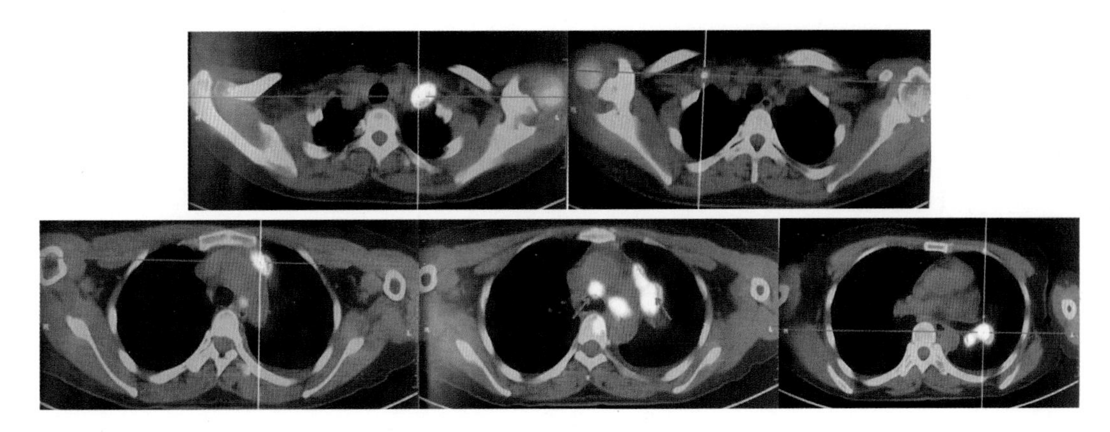

病例 8 图 2　患者治疗前 PET/CT

既往史：2020 年 1 月发现左下肢深静脉血栓，行“下肢静脉曲张结扎及剥脱术”。无烟酒等不良嗜好。

体格检查：T 36.6℃，P 80 次 / 分，R 21 次 / 分，BP 128/74mmHg，KPS 90 分，营养评分 2 分。左侧锁骨上区手术瘢痕，浅表淋巴结未触及肿大。胸廓正常，双侧呼吸动度对称，双侧语音震颤无增强或减弱，无胸部摩擦感。双肺叩诊清音，呼吸音清晰，未闻及明显干湿性啰音。心前区无隆起，心尖搏动无移位，无心包摩擦感，心率 80 次 / 分，律齐，各瓣膜听诊区未闻及杂音。

二、入院诊断

1. 左肺腺癌双侧锁骨上、纵隔、左肺门淋巴结转移（$cTxN_3M_0$ ⅢB 期）；EGFR 及 ALK 阴性。

2. 左下肢深静脉血栓。

3. 下肢静脉曲张结扎及剥脱术后。

4. 脑梗死。

5. 脾梗死。

6. 肾梗死。

三、诊疗经过

2020 年 2 月 28 日行左侧锁骨上淋巴结切除术，取出锁骨上Ⅳ区肿大淋巴结 3 枚，大者约 2.5cm×2.0cm，质硬，边界不清。病理：（左锁骨上淋巴结）查见转移的腺癌，结合免疫组化，来自肺腺癌转移。免疫组化：CK7（+），TTF-1（+），NapsinA 部分（+）。基因检测结果 BRAF15 号外显子突变。免疫组化检测 PD-L1：阳性细胞比例 50%，阳性强度：弱。

肺癌 MDT 专家组，会诊意见如下：分期为局部晚期非小细胞肺癌，无手术指证；建议同步放化疗后免疫巩固（PACIFIC 模式）或者入组 CONSIST 临床研究（同步放化疗后信迪利单抗巩固或者观察）。患者拒绝入组临床试验，拟行 PACIFIC 治疗模式。

治疗阶段一：诱导化疗后同步放化疗 2020 年 3 月 14 日行 1 周期 PP 方案化疗，具体方案：培美曲塞 0.8g d1，顺铂 40mg d1 ～ d3（因患者颈部淋巴结活检处伤口未完全愈合，未同步放疗）。2020 年 3 月 31 日至 2020 年 4 月 29 日行胸部放疗，勾画左肺门病灶及左锁上、1R、2R、4L、4R、5、6 区为 GTV，GTV 外扩 8mm 为 CTV，手动修改 CTV 包括边淋巴引流区为 CTV，CTV 外扩 0.5cm 为 PTV。处方剂量 DT60Gy/30f，期间同步 2 周期 PP 方案：培美曲塞 0.8g d1，顺铂 40mg d1 ～ d3。21 天为 1 周期。放化疗期间胃肠道反应Ⅱ度，骨髓抑制Ⅱ度。

治疗阶段二：免疫巩固 2020 年 5 月 26 日复查 CT 示病变 PR（病例 8 图 3）。

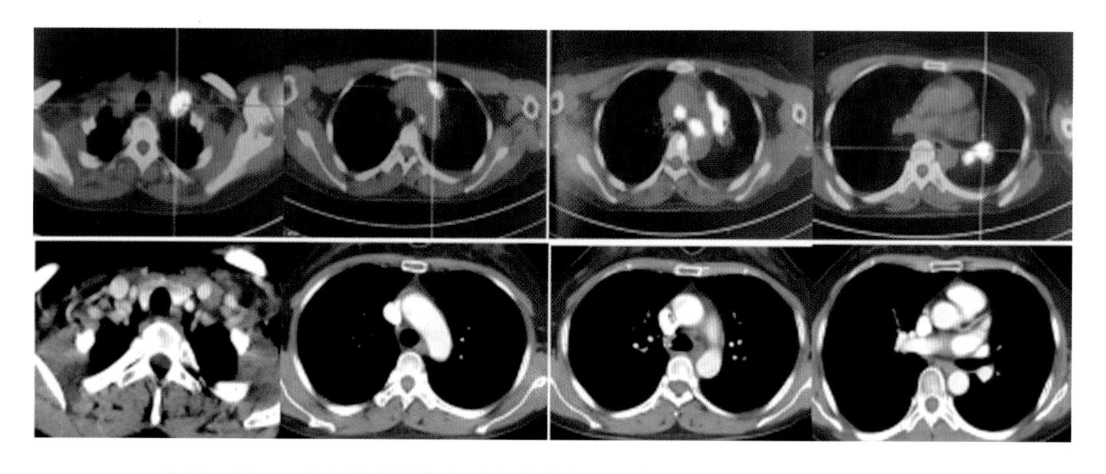

病例 8 图 3 患者同步放化疗后复查胸部 CT 结果（上图为治疗前 PET-CT）

2020 年 5 月 28 日、2020 年 6 月 22 日给予度伐利尤单抗 500mg 巩固治疗 2 次。2020 年 6 月 25 日行胸部 CT 检查出现肺部炎症，因炎症分布与放射野走形相一致，且肺炎发生时间为放疗后 2 个月，考虑为放射性肺炎，给予甲强龙激素处理后好转（病例 8 图 4）。2020 年 9 月 10 日至 2021 年 6 月 9 日按计划给予患者度伐利尤单抗 500mg d1 1 次 /2 周免疫巩固治疗，期间规律复查 CT 提示病情稳定（病例 8 图 5）。

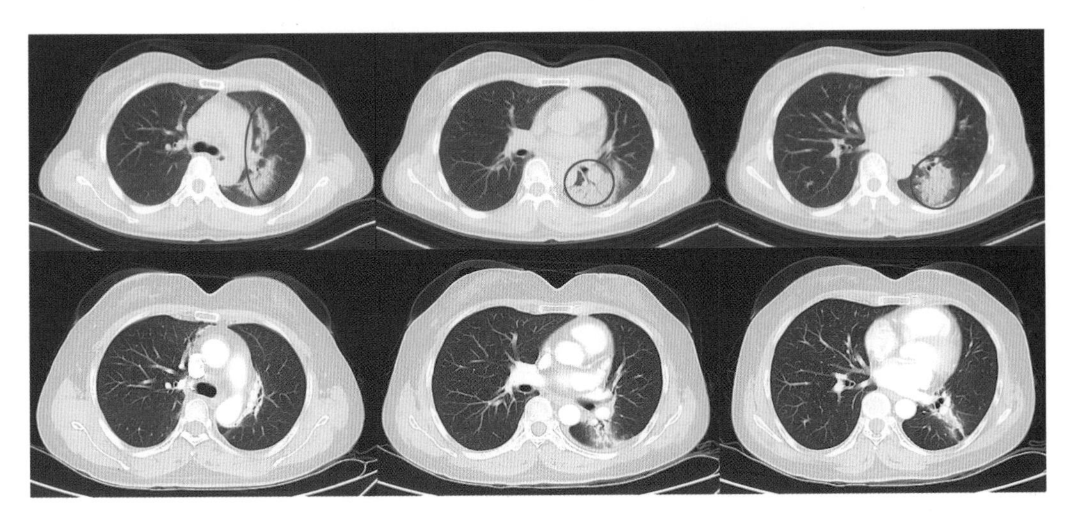

病例 8 图 4　放射性肺炎治疗前后（2021 年 5 月 26 日及 2021 年 8 月 18 日的胸部 CT）

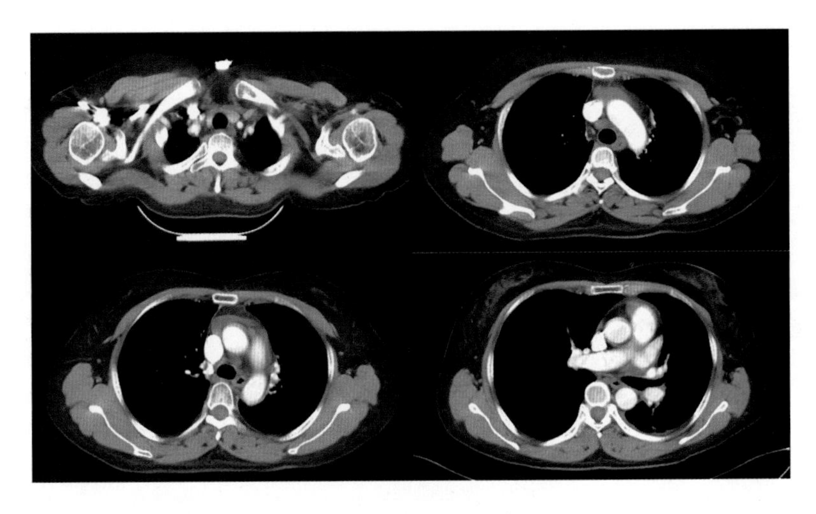

病例 8 图 5　1 年后复查胸部 CT

四、诊疗经验

III期非小细胞肺癌（NSCLC）是一组高度异质性的疾病。该患者肿瘤分期 $cTxN_3M_0$ III B 期，失去手术切除机会。根据 2020 版 NCCN 指南及 CSCO 指南推荐，不可手术切除的III期非小细胞肺癌的标准治疗模式为根治性同步放化疗，同步放化疗后采用度伐利尤单抗进行巩固治疗。巩固治疗的依据来自著名的 PACIFIC 临床试验，不可手术切除的III期 NSCLC，同步放化疗后采用度伐利尤单抗或者安慰剂进行巩固治疗，其中位 OS 分别为 47.5 个月、29.1 个月，相比安慰剂组，度伐利尤单抗延长 OS 达 18.4 个月。根据指南推荐及循证医学证据，MDT 专家组给出上述治疗建议。目前 2021 ASCO 更新的数据，其 5 年 OS 率分别为 42.9%、33.4%。

患者同步放化疗后免疫治疗期间出现放射性肺炎，PACIFIC 研究的安全性分析显示，度伐利尤单抗组及安慰剂组，发生肺炎 / 放射性肺炎的概率分别为 33.9%、24.8%，3/4 级肺炎的发生率分别为 3.6%、3.0%。后续对 PACIFIC 研究发生肺炎的人群进行分析发现，无论是否发生肺炎，度伐利尤单抗组相对安慰剂组，在 OS、PFS 均有获益。但是，肺炎可以影响患者的生活质量，在 PACIFIC 模式治疗过程中，我们应该关注患者的年龄、肺功能状态、吸烟史以及患者 V20 等放疗指标，来自 2020 ASCO 的 HOPE-005 试验显示，V20 ≥ 25% 可能是发生症状性肺炎的独立危险因素。该患者双肺平均 V20 = 26.1%，左肺 V20 = 40.1%，既往无吸烟史，无 COPD 等病史，病灶位于左肺，V20 指标偏高，可能是本例患者容易发生放射性肺炎的原因之一。

一项来自 2020 ASTRO 的摘要（abstract 2223）显示，度伐利尤单抗不会增加 3 级肺炎的发生率，7 位（7/21）患者在肺炎控制后继续使用度伐利尤单抗，并未再发肺炎。考虑到患者为 2 级肺炎，在其肺炎控制后，继续给予度伐利尤单抗，表现出良好的安全性，与临床试验的结果相一致。

（滕　凯　井绪泉　朱　慧）

参考文献

[1]Rami-Porta R，Asamura H，Travis WD，et al.Lung cancer-major changes in the American Joint Committee on Cancer eighth edition cancer staging manual.CA Cancer J Clin，2017，67（2）：138-155.

[2]Bradley JD，Paulus R，Komaki R，et al.Standard-dose versus high-dose conformal radiotherapy with concurrent and consolidation carboplatin plus paclitaxel with or without cetuximab for patients with stage ⅢA or ⅢB non-small-cell lung cancer（RTOG 0617）：a randomised，two-by-two factorial phase 3 study.The Lancet Oncology，2015，16（2）：187-199.

[3]Antonia SJ，Villegas A，Daniel D，et al.Durvalumab after Chemoradiotherapy in Stage Ⅲ Non-Small-Cell Lung Cancer.N Engl J Med，2017，377（20）：1919-1929.

[4]Faivre-Finn C，Vicente D，Kurata T，et al.Four-Year Survival With Durvalumab After Chemoradiotherapy in Stage Ⅲ NSCLC-an Update From the PACIFIC Trial.J Thorac Oncol，2021，16（5）：860-867.

[5]Brahmer JR，Lacchetti C，Schneider BJ，et al.Management of Immune-

Related Adverse Events in Patients Treated With Immune Checkpoint Inhibitor Therapy：American Society of Clinical Oncology Clinical Practice Guideline. J Clin Oncol，2018，36（17）：1714-1768.

[6]Champiat S，Lambotte O，Barreau E，et al.Management of immune checkpoint blockade dysimmune toxicities：a collaborative position paper. Ann Oncol，2016，27（4）：559-574.

病例 9

局限期小细胞肺癌

一、病历摘要

患者王 ××，男，55 岁。2018 年 8 月 23 日首次入院。

现病史：2018 年 8 月 11 日因“咳嗽咳痰 1 周，加重伴咯血 1 天”就诊于德州市人民医院。胸部 CT 检查示：右肺上叶占位，轴位截面约为 62mm×47mm，符合肺癌并纵隔及右肺门淋巴结转移；病理检查示：小细胞神经内分泌癌，免疫组化：CgA 个别细胞（+）SYN（+）CD56（+）CK5/6（-）P63（-）NapsinA（-）TTF-1（-）。2018 年 8 月 20 日 PET/CT 示：右肺上叶 FDG 代谢增高肿块，右肺门、纵隔内多发 FDG 代谢增高肿大淋巴结，符合右肺癌并右肺门、纵隔淋巴结转移表现；双侧胸膜轻度增厚，FDG 代谢未见明显增高。患者于 2018 年 8 月 23 日就诊于我院，病理会诊结果示（右肺）复合型小细胞癌（大小细胞混合型）。头颅 MRI 示左颞叶小缺血变性灶。

既往史：吸烟史 30 年，40 支 / 天。

体格检查：T 36.6℃，P 85 次 / 分，R 21 次 / 分，BP 122/80mmHg，KPS 90 分，营养评分 1 分。浅表淋巴结未触及肿大。胸廓正常，双侧呼吸动度对称，双侧语音震颤无增强或减弱，无胸部摩擦感。双肺叩诊清音，呼吸音清晰，未闻及明显干湿性啰音。心前区无隆起，心尖搏动无移位，无心包摩擦感，心率 85 次 / 分，律齐，各瓣膜听诊区未闻及杂音。

二、入院诊断

右肺大小细胞混合型癌（$cT_3N_2M_0$ Ⅲ a 期，局限期）。

三、诊疗经过

提交全院肺癌 MDT 专家组，会诊意见如下：

放疗专家 1：建议给予同步放化疗。

内科专家 2：建议 EP 方案化疗，联合放疗。

外科专家 3：依据 PET 结果，该患者存在右肺门、纵隔淋巴结转移表现，无手术指征。

组长意见：EP 方案诱导化疗 2 个周期后评价同步放化疗指征；放化疗结束后评价疗效为 CR/PR/SD，颅脑核磁无脑转移，进行 PCI。

治疗阶段一：诱导化疗，疗效评价为 PR。

2018 年 8 月 28 日、2018 年 9 月 19 日给予患者 2 个周期 EP 方案化疗，具体方案：顺铂 40mg d1 ～ d3；依托泊苷 0.1g d1 ～ d5。

2018 年 10 月 5 日 CT 检查，影像学意见：①结合临床，右肺上叶见一结节灶，大小约 3.2cm×2.3cm。右肺癌伴阻塞性肺炎，纵隔及右肺门淋巴结肿大，大者短径约 1.3cm；②上腹部扫描未见异常。患者病灶明显缩小，疗效评价 PR，病灶明显缩小，具备同步放化条件（病例 9 图 1）。

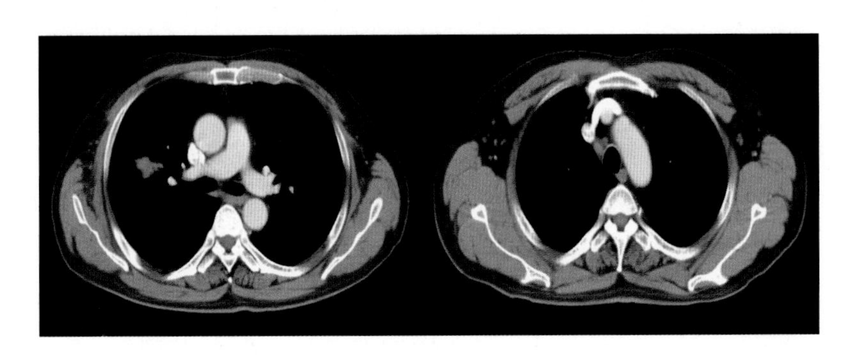

病例 9 图 1　2 周期 EP 化疗后胸部 CT 片

治疗阶段二：同步放化疗，疗效评价为 PR。

2018 年 10 月 11 日开始放疗，以患者右肺残留病灶与纵隔及右肺门淋巴结为 GTV，将右肺 GTV 前后、左右、上下外扩 0.8cm，纵隔肺门淋巴结 GTV 向前后、左右、上下 0.5cm 为 CTV，CTV 包括 GTV 在内及纵隔淋巴结引流区，CTV 三维外放 0.5cm 为 PTV。剂量 DT 60Gy/30f，物理师制定 IMRT 计划，6MV X 线，6 野固定照射，计划适形性好，DVH 图示：脊髓最大受量 4261.8cGy，全肺 V20 20%，其余各危及器官均在可接受剂量范围内（病例 9 图 2，靶区）。

放疗期间同步化疗 2 周期：EP 方案，剂量同前。

放化疗后 1 个月复查 CT 示：2018 年 12 月 13 日 CT 检查影像学意见：①结合临床，右肺癌伴阻塞性肺炎，较前（2018 年 12 月 7 日）好转；纵隔及右肺门淋巴结肿大，较前好转；②双肺炎症及纤维灶，较前好转（病例 9 图 3）。疗效评价 PR。

2018 年 12 月 3 日至 2019 年 1 月 15 日行第 5 ～ 6 周期 EP 方案化疗。

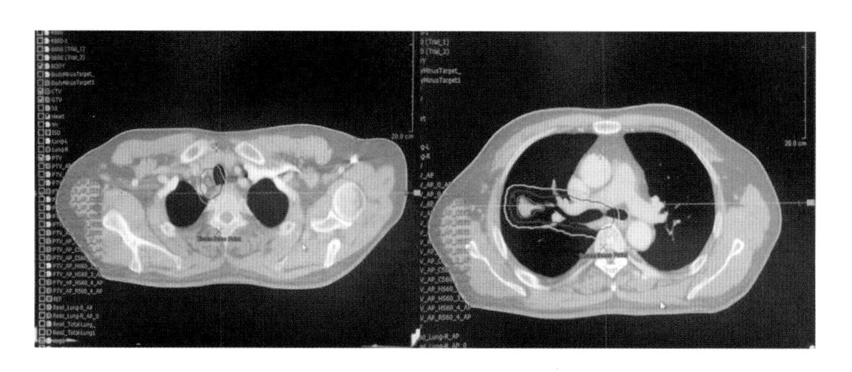

病例 9 图 2　同步放疗靶区勾画

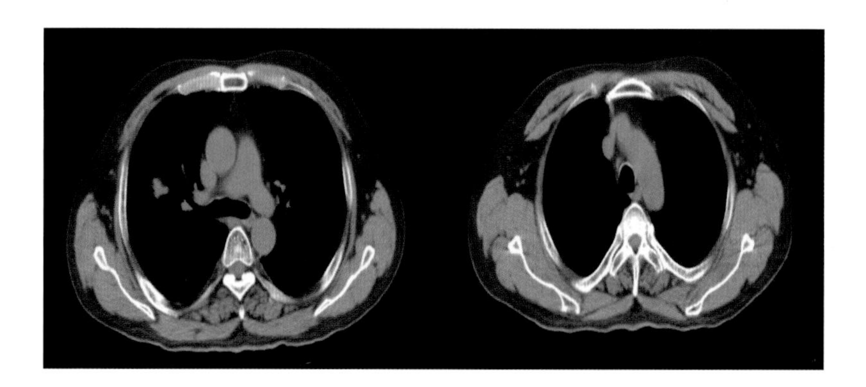

病例 9 图 3　同步放化疗结束后 1 个月复查 CT 片

治疗阶段三：脑预防照射 25Gy/10f。

2019 年 2 月 21 日颅脑 MRI：左颞叶小缺血变性灶，较本院（2018 年 12 月 26 日）MR 片变化不著。

2019 年 2 月 27 日行全脑预防性照射，在 TOMO 计划系统上勾画靶区，CTV 为全脑，CTV 外放 3mm 为 PTV，剂量为 25Gy/10f。为防止全脑放疗后患者神经认知功能及生活质量下降，在 TOMO 计划系统上勾画海马。物理师制订放疗计划，左侧海马平均受量 9.81Gy，最高受量 17.12cGy。右侧海马平均受量 10.2Gy，最高受量 17.21Gy（病例 9 图 4，靶区）。

放化疗后结束后定期复查，病情稳定，PFS 达 3 年。

2021 年 7 月复查 CT 见病例 9 图 5。

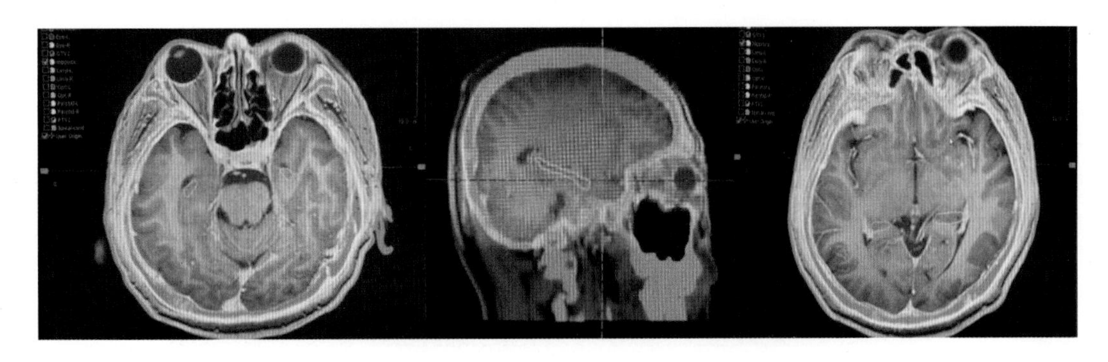

病例 9 图 4　全脑预防性照射靶区勾画

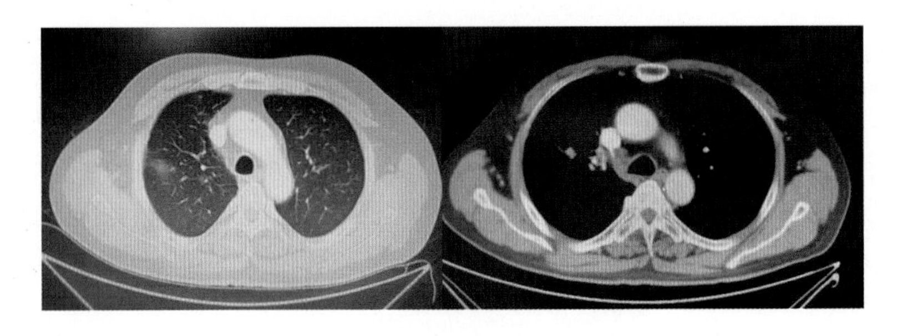

病例 9 图 5　2021 年 7 月复查 CT

四、诊疗经验

对于混合型小细胞肺癌，治疗原则按照小细胞肺癌进行；该患者诊断为大小细胞混合型肺癌，分期为 $cT_3N_2M_0$ Ⅲ a 期，治疗原则按照局限期小细胞肺癌进行。

局限期小细胞肺癌同步放化疗较序贯放化疗有明显 OS 获益，且考虑小细胞肺癌恶性程度高但对化疗较为敏感，先行 2 周期诱导化疗可起到：①控制全身转移；②缩小靶区，减轻放疗带来正常组织受量和不良反应；③同时观察肿瘤对药物敏感性。给予 EP 方案诱导化疗 2 个周期后，患者病灶明显缩小，疗效评价 PR，具备同步放化条件。

目前认为放疗的最佳时机是化疗开始后 6 周以内给予，且从最早化疗开始时间至放疗结束的时间（SER）越短，则越能改善生存时间。故该患者 2 周期化疗结束，且完成影像复查后，立即给予加入放疗。研究显示，依照化疗后的肿瘤病灶来确定放疗野是合适的，并不影响肿瘤的复发，可以减轻毒副反应而不降低疗效。故放疗靶区原发病灶的设定是依照化疗后病变范围制订 GTV，纵隔及肺门淋巴结转移靶区则按化疗前受累淋巴结区域勾画，包全受累的淋巴结区，不做对侧肺门和双侧锁骨上区的预防照射。LBA8504 研究显示：对于局限期小细胞肺癌同步放化疗，超分割放疗（45Gy/30f，每日 2 次）与常规放疗（66Gy/33f，每日 1 次）都是可选的，治疗相关毒性相当。RTOG 0538 试验显示：高剂量 QD TRT 至 70Gy 与标准 45gy BID TRT 相比，OS 没有明显改善。然而，QD 组有利的结局提供了最有力的证据，支持在局限期小细胞肺癌中每日 1 次的高剂量 TRT 作为可接受的选择。这项研究是迄今为止在 SCLC 中进行的规模最大的研究，其结果将有助于指导这一患者群体的 TRT 决定。

本例患者给予常规剂量放疗，同步联合 EP 方案，为避免骨髓抑制，化疗结束后 24 ～ 48 小时给予聚乙二醇化重组粒细胞集落刺激因子，保证放疗的按时进行。

同步放化疗后，患者完成剩余第 4 ～ 6 周期化疗。后规律复查，病情稳定。针对原发病灶放化疗结束后 1 个月，疗效评价为 PR，决定给予全脑预防性照射（PCI）。其理论依据为：对于生存期 2 年以上的小细胞肺癌有 80% 发现脑转移，死亡尸检发现脑转移的概率更是近乎 100%。海马区低剂量照射并不会导致该区域脑转移概率高于其他脑组织，且有利于后续长期生存患者的认知功能保护。按照 NCCN 及 CSCO 指南，对于局限期的小细胞肺癌化放疗结束后 3 周，常规进行预防性脑放疗，治疗前需要做头颅增强 MRI 以证实无脑转移。NCCN 指南推荐 PCI 处方剂量为 25Gy/10 次。全脑放疗的近期不良反应有脑水肿、急性中耳炎等。远期不良反应有记忆力减退、认知功能改变等。相关不良反应与获益均与患者及家属详细沟通。患者均衡利弊后选择接受全脑预防性照射。

后续治疗过程顺利，近期及 1 年后的疗效满意，未发现 2 级以上的放射性肺炎、心脏不良反应及严重认知功能改变。

附：CSCO 局限期小细胞肺癌诊疗指南（2020）随访建议：

分期	分层	Ⅰ级推荐	Ⅱ级推荐
局限期	1~2 年（每 3 个月随访 1 次）	病史，体格检查；胸部、腹部、盆腔增强 CT，头颅增强 MRI（第 1 年每 3~4 个月，第 2 年每 6 个月），全身骨扫描（每 6 个月 ~1 年），颈部及锁骨上淋巴结彩超；吸烟情况评估（鼓励患者戒烟）	胸部、腹部、盆腔平扫 CT，头颅增强 CT，血常规、血生化（肝功、肾功、电解质），外周血肿瘤标记物（包括 NSE）
	3 年（每 6 个月随访 1 次）	病史，体格检查；胸部、腹部、盆腔增强 CT，头颅增强 MRI，全身骨扫描（每 6 个月 ~1 年），颈部及锁骨上淋巴结彩超；吸烟情况评估（鼓励患者戒烟）	胸部、腹部、盆腔平扫 CT，头颅增强 CT，血常规、血生化（肝功、肾功、电解质），外周血肿瘤标记物（包括 NSE）
	3 年以上（每年随访 1 次）	病史，体格检查；胸部、腹部、盆腔增强 CT，头颅增强 MRI，颈部及锁骨上淋巴结彩超；吸烟情况评估（鼓励患者戒烟）	胸部、腹部、盆腔平扫 CT，头颅增强 CT，全身骨扫描，血常规、血生化（肝功、肾功、电解质），外周血肿瘤标记物（包括 NSE）

（曹一鸣　井绪泉　朱　慧）

参考文献

[1]Alvarado-Luna G，Morales-Espinosa D.Treatment for small cell lung cancer，where are we now？——a review.Transl Lung Cancer Res，2016，5（1）：26-38.

[2]Pignon JP，Arriagada R，Ihde DC，et al.A meta-analysis of thoracic radiotherapy for small-cell lung cancer.N Engl J Med，1992，327（23）：1618-1624.

[3]De Ruysscher D，Pijls-Johannesma M，Bentzen SM，et al.Time between the first day of chemotherapy and the last day of chest radiation is the most important predictor of survival in limited-disease small-cell lung cancer.J Clin Oncol，2006，24（7）：1057-1063.

[4]Turrisi AT，Kim K，Blum R，et al.Twice-daily compared with once-daily thoracic radiotherapy in limited small-cell lung cancer treated concurrently with cisplatin and etoposide.N Engl J Med，1999，340（4）：265-271.

[5]Faivre-Finn C，Snee M，Ashcroft L，et al.Concurrent once-daily versus twice-daily chemoradiotherapy in patients with limited-stage small-cell lung cancer（CONVERT）：an open-label，phase 3，randomised，superiority trial.The Lancet Oncology，2017，18（8）：1116-1125.

[6]Hu X，Bao Y，Zhang L，et al.Omitting elective nodal irradiation and irradiating postinduction versus preinduction chemotherapy tumor extent for limited-stage small cell lung cancer：interim analysis of a prospective randomized noninferiority trial.Cancer，2012，118（1）：278-287.

[7]Péchoux CL，Sun A，Slotman BJ，et al.Prophylactic cranial irradiation for patients with lung cancer.The Lancet Oncology，2016，17（7）：e277-e293.

[8]Le Péchoux C，Dunant A，Senan S，et al.Standard-dose versus higher-dose prophylactic cranial irradiation（PCI）in patients with limited-stage small-cell lung cancer in complete remission after chemotherapy and thoracic radiotherapy（PCI 99-01，EORTC 22003-08004，RTOG 0212，and IFCT

99-01）：a randomised clinical trial. The Lancet Oncology，2009，10（5）：467-474.

[9]Kundapur V，Ellchuk T，Ahmed S，et al. Risk of hippocampal metastases in small cell lung cancer patients at presentation and after cranial irradiation：a safety profile study for hippocampal sparing during prophylactic or therapeutic cranial irradiation. Int J Radiat Oncol Biol Phys，2015，91（4）：781-786.

病例 10

肺癌

一、病历摘要

患者男，57 岁，汉族，因“咳嗽、咳痰、痰中带血半月余”于 2021 年 1 月 18 日入院。

现病史：患者半月余前无明显诱因出现咳嗽、咳白色黏痰伴少量痰中带血，2021 年 1 月 6 日于外院行支气管镜活检病理示：（右肺中间干）6 小片黏膜上皮下及纤维组织内查见低分化鳞状细胞癌。免疫组化：CK5/6+，P40+，CK7-，TTF-1-，NapsinA-，CgA-，Syn-，CD56-，Ki67+ 70%。胸部强化 CT（病例 10 图 1）：右下肺门占位并阻塞性炎症，考虑肿瘤；纵隔多发增大淋巴结；左肾上腺区占位，考虑转移；双肺肺气肿，局部肺大疱形成；胆囊结石。颅脑 MRI、全身骨显像：未见明显异常。患者自发病以来，神志清，精神可，大小便正常，饮食睡眠可，体重无下降。

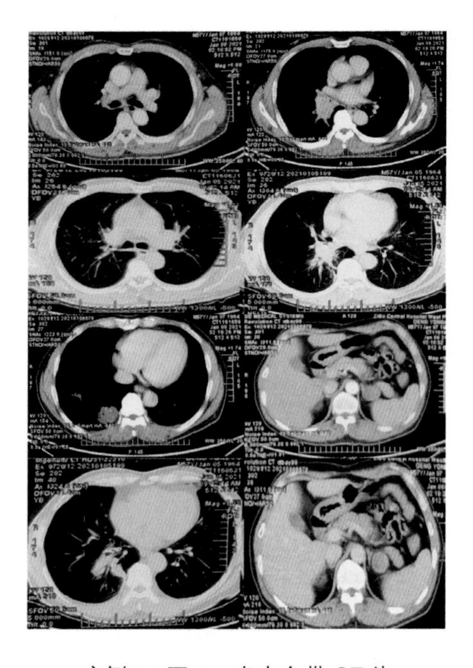

病例 10 图 1　患者自带 CT 片

既往史：既往高血压病病史 3 年。糖尿病病史 3 年。否认脑血管疾病、精神疾病史，否认肝炎、结核等传染史，否认手术、重大外伤、输血史，否认食物、药物过敏史，预防接种史不详。吸烟史 20 余年，每天约 20 支，饮酒史 24 年，每天约 3 两白酒，家中否认遗传病史。

体格检查：T 36.50℃，P 100 次 / 分，R 25 次 / 分，BP 141/87mmHg，H 170cm，W 69kg，BS 1.84m^2，KPS 80 分，NRS2002 2 分，NRS 0 分，CAPRINI 4。中年男性，营养中等，神志清，精神可。浅表淋巴结未触及肿大，头颅及五官无异常，颈软，无抵抗。右肺下叶呼吸音粗，偶可闻及低调干啰音，无明显湿啰音。心率 100 次 / 分，心律齐，心音有力，未闻及病理性杂音。全腹无压痛及反跳痛，未扪及明显包块。肝脾肋下未触及。脊柱、四肢及神经系统无异常，双下肢未见明显水肿。

二、入院诊断

1. 右肺鳞癌。
2. 高血压病（1 级，很高危）。
3. 2 型糖尿病。

三、诊疗经过

提交全院肺癌 MDT 专家组，会诊意见如下。

影像：根据患者外院 CT 显示肾上腺结节，倾向腺瘤可能，转移不除外，建议进一步行 MRI 或 PET-CT 检查以明确诊断。

外科：同意影像科专家意见，建议进一步明确肾上腺病变性质。如考虑肾上腺非转移病灶，可行手术治疗；鉴于患者为中心型占位，肺门见淋巴结肿大，病灶距离隆突较近，可考虑新辅助化疗两周期后评估手术指征。

内科：建议进一步明确肾上腺占位性质，如为转移，以全身治疗为主，可考虑化疗联合免疫治疗；如肾上腺占位为非转移性病灶，则同意外科意见，可行新辅助化疗。如行新辅助化疗，该患者以尽快降低肿瘤负荷、行根治性手术为目的，建议患者优选白蛋白紫杉醇联合卡铂方案。根据 CA031 试验所示，白蛋白紫杉醇联合卡铂对比溶剂型紫杉醇治疗肺鳞癌的客观缓解率（ORR）有明显提升（ORR：41% 比 17%），且该方案的安全性和耐受性较传统溶剂型紫杉醇占优势，且国内相关研究证实白蛋白紫杉醇联合顺铂治疗肺鳞癌的客观缓解率（ORR）优于多西他赛联合顺铂（ORR：58.3% 比 29.3%）。因此，建议优选白蛋白紫杉醇联合铂类作为新辅助治疗方案。

于金明院士总结：同意上述专家意见，建议完善腹部 MRI 或 PET-CT 检查，进一步明确肾上腺占位的性质，如考虑非转移病灶，可行手术治疗。建议行新辅助化疗后评估手术指征。

2021 年 1 月 20 日 PET-CT 示：①右肺下叶癌伴高代谢并阻塞性炎症，右上肺门淋巴结增大伴略高代谢，不除外转移；②双肺气肿；③胆囊结石；④左侧肾上腺结节灶，未见高代谢，考虑腺瘤；⑤右侧上颈部炎性淋巴结伴略高代谢（病例 10 图 2）。

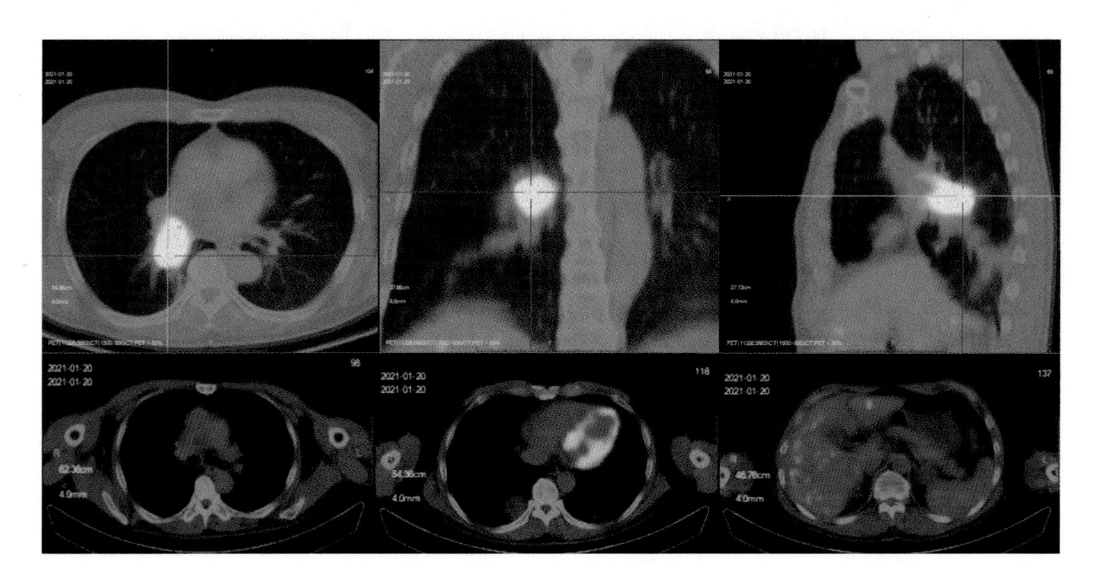

病例 10 图 2　治疗前 PET-CT

根据我院 PET-CT 检查结果，左侧肾上腺占位考虑肾上腺腺瘤，当前临床分期更正为 $cT_2N_1M_0$ Ⅱb 期，有手术指征。鉴于该患者肺部病灶为中心型病灶，距右肺门较近，当前直接手术难度相对较大，手术范围广。根据 MDT 会诊意见，行 TC 方案化疗（白蛋白紫杉醇 200mg d1，d8 ＋卡铂 500mg d1）治疗两周期后行胸上腹强化 CT 再次评估。

2021 年 3 月 12 日复查 CT 示右肺病灶较治疗前 PET-CT 示缩小明显，疗效 PR（病例 10 图 3）。

2021 年 3 月 16 日手术治疗。

术中所见：右侧胸腔无粘连，无积液，无胸壁转移结节，肿瘤位于右肺中间支气管近肺门处，呈化疗后改变，大小不易测量，质硬，累及脏层胸膜，与中间动脉干关系密切。2 ＋ 4、7、9、10、11 组淋巴结 0.5 ～ 1.5cm 大小，色黑，质韧或脆。

术后病理回示：（右肺中下叶）见纤维组织增生、炎细胞浸润，未见明确癌组织，考虑为治疗后改变。支气管断端未见癌。区域淋巴结状态：支气管周（0/3）、“2”组（0/4）、“2 ＋ 4 组”（0/7）、“7 组”（0/10）、“9 组”（0/2）、“10 组”（0/5）、“11 组”（0/3）、“右上肺门”（0/1）。

术后诊断更正为：①右肺中下叶鳞癌（$ypT_0N_0M_0$）；②高血压病（1 级，很高危）；

③ 2 型糖尿病。

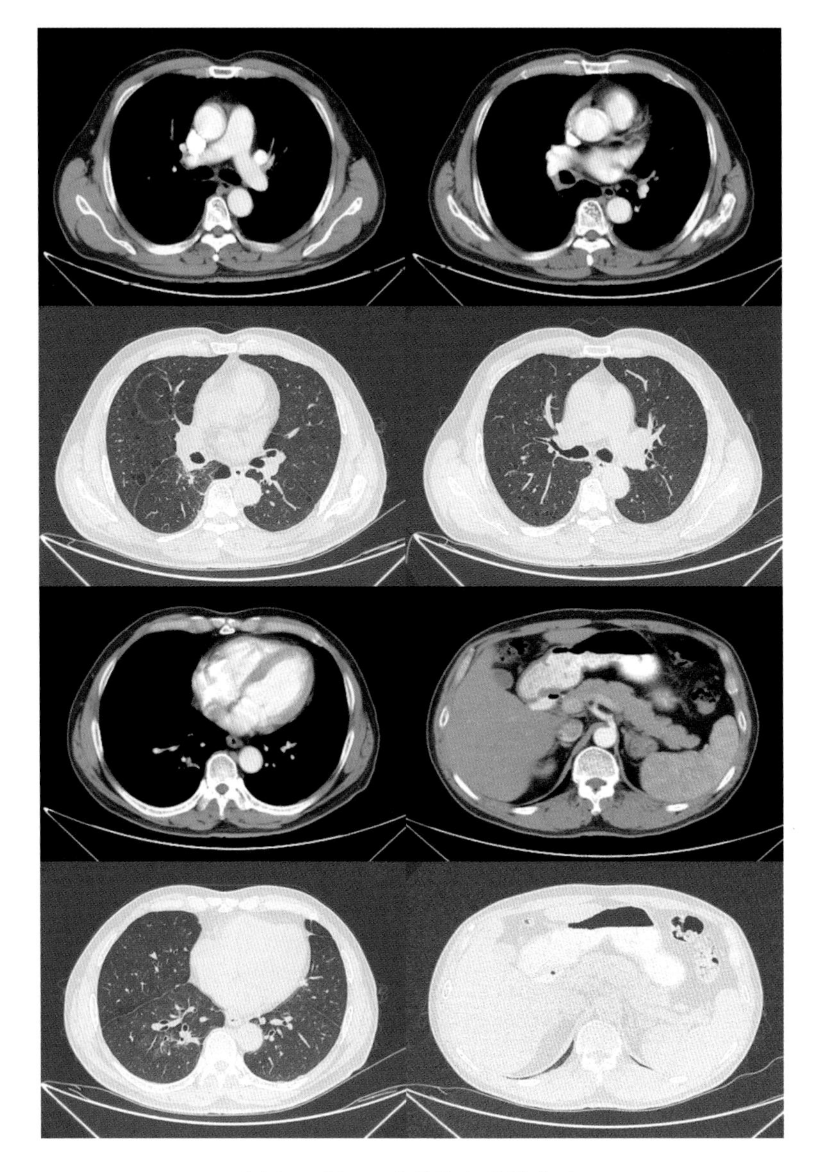

病例 10 图 3 术前胸上腹强化 CT

四、诊疗经验

患者经 2 周期新辅助化疗后影像学检查结果示病灶明显缩小，疗效评价 PR（病例 10 图 4）。行右肺癌根治术，术后病理示残留组织未见明显癌细胞。病理缓解程度达 pCR，计划后续继续原方案辅助化疗 2 周期后定期观察。

1. 术前准确的分期是规范治疗的前提。该患者外院影像资料分期考虑为晚期患者，经我院多学科会诊及进一步影像学检查尤其是 PET-CT，将分期调整为 $T_2N_1M_0$，Ⅱ b 期，治疗方案由姑息性治疗转变为根治性治疗并取得较好的临床效果。

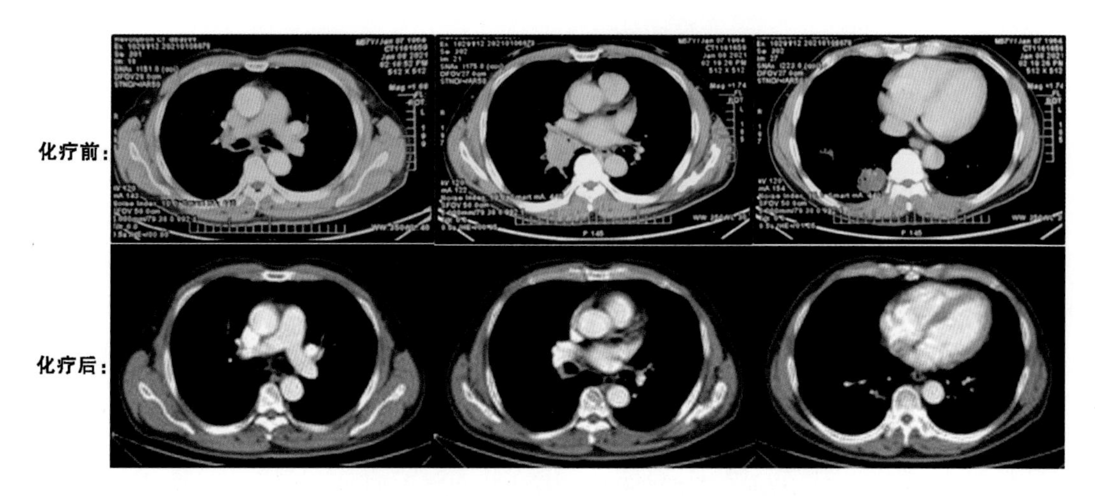

病例 10 图 4　新辅助化疗前后疗效对比

2. 中心型肺癌患者诱导化疗后行手术治疗，可降低手术风险及难度，且该例患者应用白蛋白紫杉醇诱导化疗，疗效达到 pCR，白蛋白紫杉醇在肺癌新辅助治疗中的应用值得进一步的研究及探索。

（范秉杰　慕逢春）

参考文献

[1]Socinski MA，Bondarenko I，Karaseva NA，et al.Weekly nab-paclitaxel in combination with carboplatin versus solvent-based paclitaxel plus carboplatin as first-line therapy in patients with advanced non-small-cell lung cancer:final results of a phase Ⅲ trial.J Clin Oncol，2012，30（17）：2055-2062. doi：10.1200/JCO.2011.39.5848.

[2]Chen Y，Li J，Chen S，et al.Nab-Paclitaxel in combination with Cisplatin Versus Docetaxel Plus Cisplatin as First-Line Therapy in Non-small Cell Lung Cancer.Sci Rep，2017，7（1）：10760. doi：10.1038/s41598-017-11404-9.

[3]Tan H，Hu J，Liu S.Efficacy and safety of nanoparticle albumin-bound paclitaxel in non-small cell lung cancer：a systematic review and meta-analysis.Artif Cells Nanomed Biotechnol，2019，47（1）：268-277.

病例 11

晚期非小细胞肺癌

一、病历摘要

患者男，63 岁，ECOG 1 分，主诉：诊为左肺腺癌 1 个月余，化疗 1 周期后，颅脑放疗后、靶向治疗中，于 2021 年 4 月 26 日入院。

现病史：患者因“间断性头晕”，于 2021 年 2 月 18 日就诊于肥城市人民医院，2021 年 2 月 18 日颅脑 MRI：考虑多发脑转移瘤。2021 年 2 月 21 日标志物：CEA 71.24ng/ml，Cyfra21-1 10.19ng/ml。2021 年 2 月 25 日支气管镜病理:（左肺）腺癌。2021 年 2 月 25 日胸部 CT：①左肺癌表现；②纵隔多发肿大淋巴结；③两肺多发结节灶，转移可能性大；④肺大疱；⑤ T_3、T_4 锥体，T_6 锥体左侧横突多发骨质破坏。2021 年 3 月 9 日基因检测：EGFR 19 外显子缺失突变。诊为左肺腺癌多发脑转移、骨转移。至泰安市肿瘤防治院于 2021 年 2 月 24 日起行全脑放疗 DT 40Gy/20 次，并给予培美曲塞＋卡铂化疗 1 周期。2021 年 3 月 9 日基因检测回示 EGFR 19 外显子缺失突变，予奥希替尼靶向治疗，至入院时约 40 天，并予双膦酸盐预防骨相关事件。2021 年 4 月复查颅脑 MRI、胸部 CT，2021 年 4 月 13 日颅脑 MRI：符合脑内多发转移瘤 MRI 表现；2021 年 4 月 21 日胸部 CT:①左肺癌，纵隔淋巴结转移治疗后所见;②两肺多发结节灶，多发骨质破坏，考虑转移；③肺气肿。提示原发灶及纵隔淋巴结较前缩小，脑转移病灶较前好转，骨质破坏范围较前似扩大。近期患者诉仍有间断头晕，未诉疼痛，给予甘露醇后好转。

既往史：高血压病史 3 年余，最高达 100/154mmHg，服用降压药氢氯噻嗪片，血压控制在 85/119mmHg 水平。吸烟 30 年余，平均 20 支 / 日，已戒烟。

体格检查：T 36.2℃，P 100 次 / 分，R 25 次 / 分，BP 119/85mmHg，KPS 80 分，营养评分 1 分，血栓评分 3 分。浅表淋巴结未触及肿大。双肺呼吸音粗，右肺呼吸音低，未闻及明显干湿性啰音。全身无固定压痛点。生理征存在，病理征未引出。

二、入院诊断

1．原发性支气管肺癌化疗后，靶向治疗中

左肺上叶，周围型

腺癌，$cT_2N_2M_1$，ⅣB 期

脑转移放疗后，多发骨转移

EGFR19 外显子缺失突变。

2．高血压病。

影像检查如病例 11 图 1 至病例 11 图 4 所示。

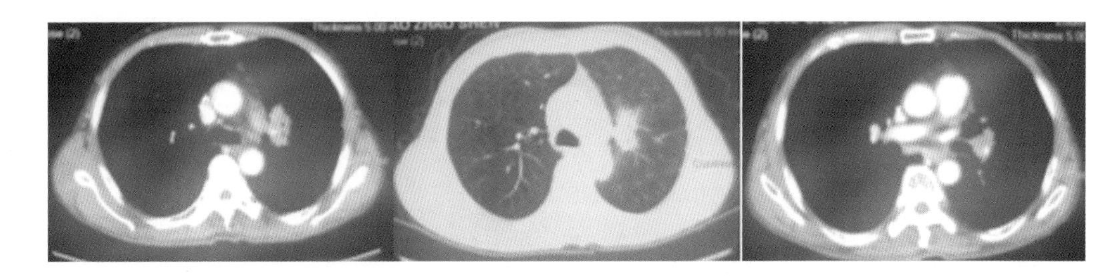

病例 11 图 1　2021 年 2 月 25 日肥城市人民医院强化 CT

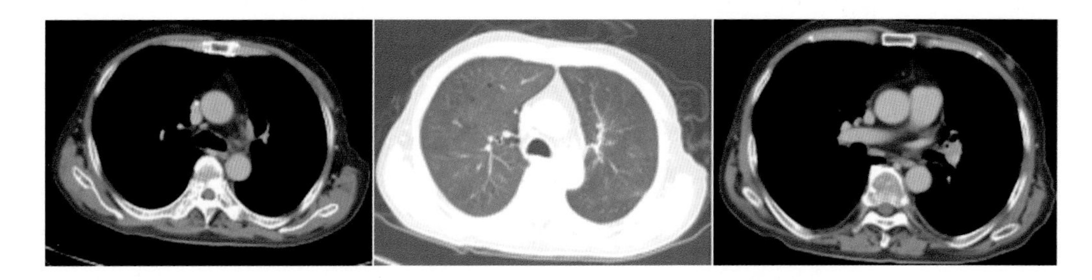

病例 11 图 2　2021 年 4 月 26 日山东省肿瘤医院强化 CT

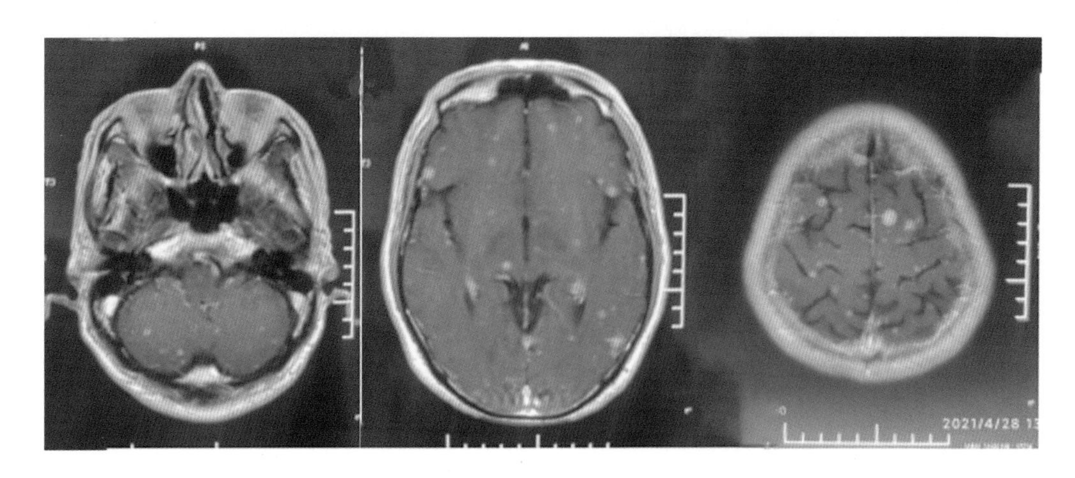

病例 11 图 3　2021 年 2 月 18 日肥城市人民医院 MRI

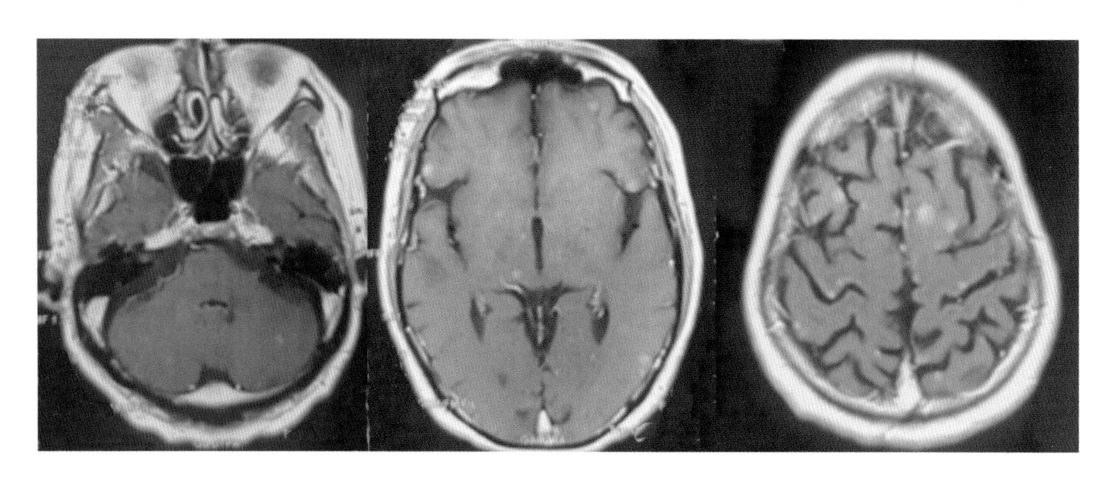

病例 11 图 4　2021 年 3 月 23 日肥城市人民医院 MRI

三、诊疗经过

入院后完善必要检查：2021 年 4 月 26 日标志物：ProGRP 56.35pg/ml ↑，CEA 49.45ng/ml ↑，NSE 18.24ng/ml ↑，CYFRA21-1 24.46ng/ml ↑。2021 年 4 月 26 日 CT：①结合临床，左肺癌治疗中，左肺门肿大淋巴结，均请结合老片比较；骨转移。②右肺门稍大淋巴结，建议观察；③右肺结节，建议观察或结合老片比较。全身骨扫描（病例 11 图 5）：颅骨、胸骨、右侧肱骨、双侧肩胛骨、脊柱多处、双侧肋骨多处、骨盆多处、双侧股骨上端呈显像剂异常浓聚灶；SPECT/CT 断层融合显像示：上述异常浓聚灶相应部位 CT 示多发成骨性骨质改变。检查印象：多发骨转移。

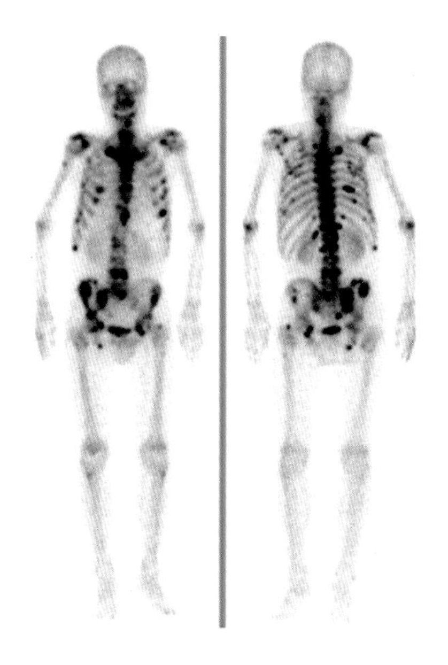

病例 11 图 5　全身骨扫描

提交全院肺癌 MDT 专家组进行线下会诊，会诊意见如下：

1. 继续口服奥希替尼靶向治疗。

2. 建议完善椎体 MRI，明确有无骨折风险，可请骨科会诊。

3. 给予地舒单抗预防骨相关事件。

2021 年 4 月 30 日锥体 MRI（病例 11 图 6）：多发骨转移（胸骨、颈胸腰骶椎多发椎体及部分附件、双侧髂骨、双侧坐骨、双侧耻骨及所扫双侧股骨）。

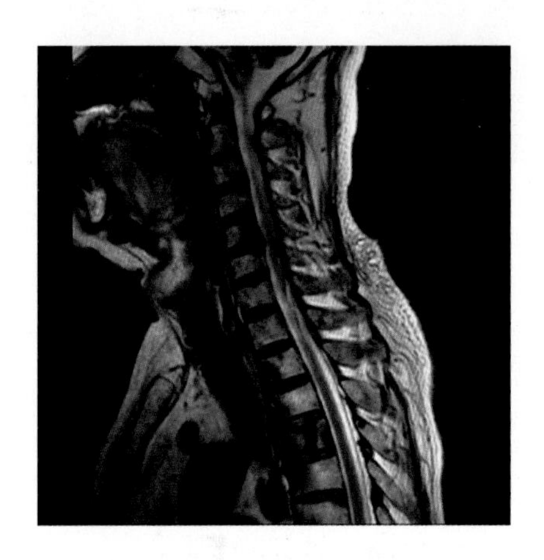

病例 11 图 6　椎体 MRI

骨科会诊意见：患者广泛骨转移，成骨性成分较多，目前脊柱稳定性尚可，暂无脊髓压迫表现，建议综合治疗，目前暂无外科处理指征。

入院后恶性肿瘤病人常规行下肢血栓 B 超检查，2021 年 4 月 28 日下肢血管 B 超：右侧小腿部分深静脉内栓子形成；复阅 2021 年 4 月 26 日本院 CT：右肺动脉栓子。给予低分子肝素 5000U 皮下注射 1 次 /12h，及右下肢制动。

1 周后复查 B 超及 CT，下肢静脉栓子治疗后改变，右肺动脉栓子消失（病例 11 图 7）。

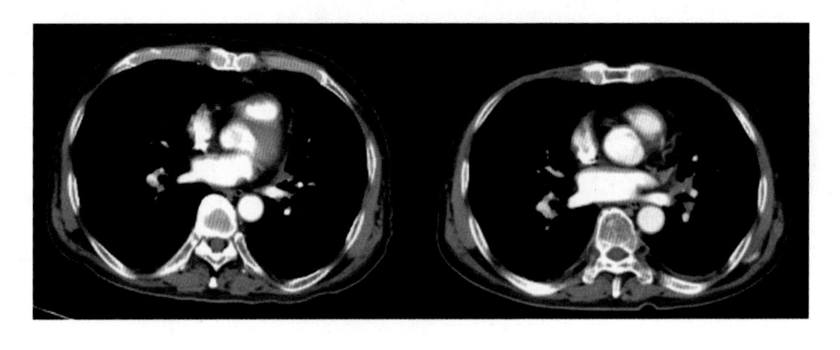

病例 11 图 7　血栓治疗前（左），血栓治疗后（右）

但患者又面临着新挑战：2021 年 5 月 7 日复查胸部 CT，本来目的是复查右肺动脉栓子变化情况，却同时发现间质性改变及肺炎较前明显加重。考虑原因可能为以下几点：①奥希替尼药物引起（4% 间质性肺炎的发生率）；②病毒感染；③真菌感染（卡氏肺孢子虫肺炎）。立即予以相关检查，结果如下：痰培养：分离到正常菌群（合格标本，未发现致病菌），呼吸道 13 种病原体核酸检测（痰液）均为阴性。血细胞分析：白细胞计数 7.78×10^9/L，中性粒细胞百分比 70.6%。真菌 G/GM 试验均提示阴性，呼吸道病原体抗体 9 项（IgM 抗体）均阴性。降钙素原：0.11ng/ml，超敏 C 反应蛋白正常。给予积极处理：5 月 7 日起停服奥希替尼，给予甲强龙 80mg 抗炎、头孢曲松抗细菌感染、复方新诺明口服抗卡肺（卡肺囊虫肺炎）治疗，营养支持治疗等。

2021 年 6 月 1 日复查颅脑 MRI，提示颅脑病灶稳定，如图病例 11 图 8 所示。

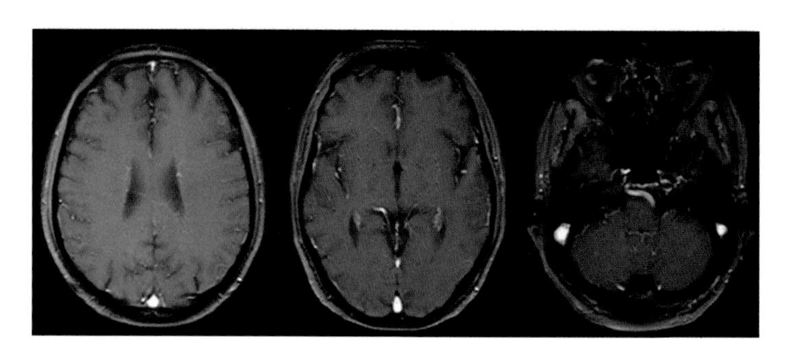

病例 11 图 8　2021 年 6 月 1 日复查颅脑 MRI，提示颅脑病灶稳定

肺部炎症变化情况如病例 11 图 9 所示。

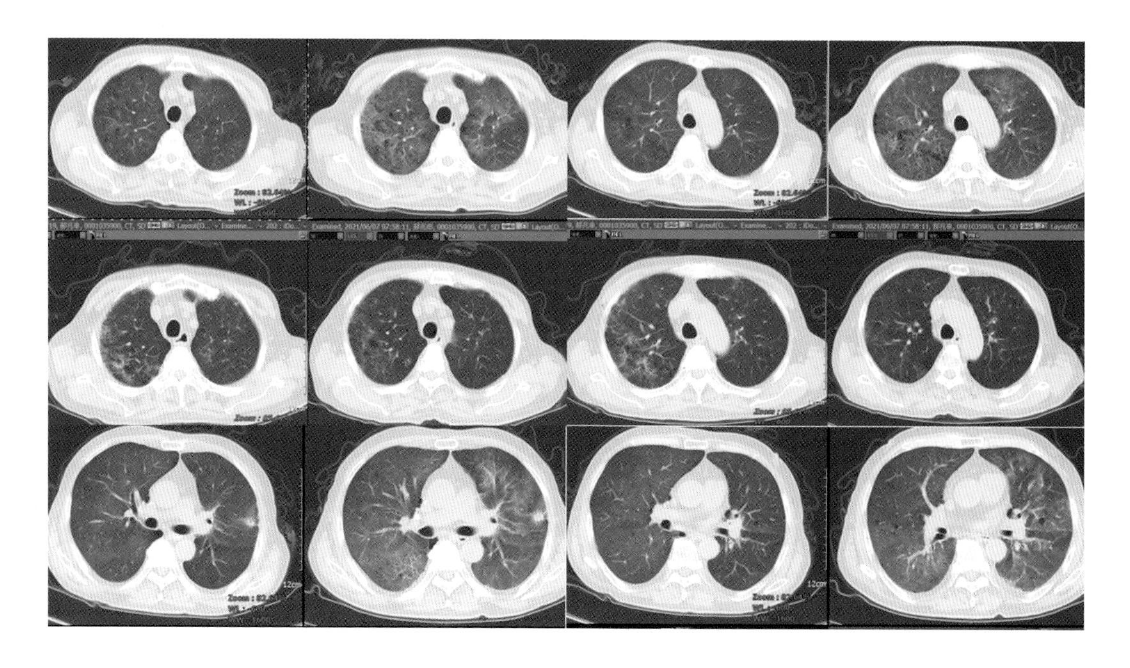

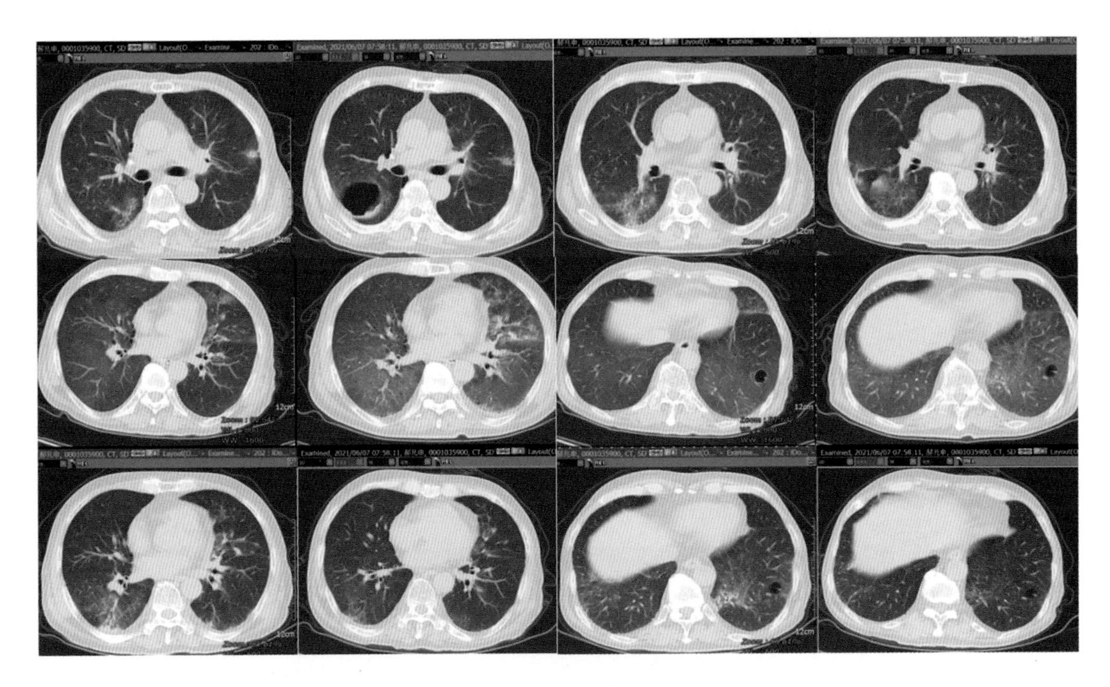

病例 11 图 9　肺部炎症变化情况

注：左上 2021 年 4 月 26 日 CT；右上 2021 年 5 月 7 日 CT；左下 2021 年 5 月 19 日 CT；右下 2021 年 6 月 7 日 CT。

上述治疗 12 天后，2021 年 5 月 19 日复查 CT：双肺间质性改变较前好转。更换靶向药物阿美替尼 110mg 口服 1 次 / 天。20 天后 2021 年 6 月 7 日患者回院复查 CT：双肺斑片影较前减轻，肿瘤稳定，血栓消失。

四、诊疗经验

该患者属于驱动基因阳性的晚期伴有脑转移的非小细胞肺癌，基因检测为 EGFR 19 外显子缺失突变，鉴于伴有脑转移，一线给予口服三代 EGFR-TKI 药物奥希替尼靶向治疗，在治疗过程中患者出现间质性肺炎及下肢静脉血栓，给予积极对症处理后均好转，但由于在既往临床试验中口服奥希替尼的患者中有约 4% 的患者出现间质性肺炎，考虑可能与奥希替尼相关，因此肺炎好转后给予更换阿美替尼靶向治疗，疗效为病情稳定，且无明显副反应出现。

（王银霞）

参考文献

[1]Frank C Detterbeck，Daniel J Boffa，Anthony W Kim，et al.The Eighth Edition Lung Cancer Stage Classification.Chest，2017，151（1）：193-203.

[2]SS Ramalingam，J Vansteenkiste，D Planchard，et al.Overall Survival with Osimertinib in Untreated，EGFR-Mutated Advanced NSCLC.New England Journal of Medicine，2020，382（1）：41-50.

[3]David L.Bench to bedside：elucidation of the OPG-RANK-RANKL pathway and the development of denosumab.Nat Rev Drug Discov，2012，11（5）：401-419.

[4]《中国血栓性疾病防治指南》专家委员会．中国血栓性疾病防治指南。中华医学杂志，2018，98（36）：2861-2888.

[5]Lu S，et al.Randomized phase Ⅲ trial of aumolertinib（HS-10296，Au）versus gefitinib（G）as first-line treatment of patients with locally advanced or metastatic non-small cell lung cancer（NSCLC）and EGFR exon 19 del or L858R mutations（EGFRm）.ASCO 2021. Abstr 9013.

病例 12

Li-Fraumeni 综合征

一、病历摘要

患者库××，女，37 岁。

现病史：患者 2020 年 1 月无明显诱因出现胸闷憋气，未在意，2020 年 2 月右侧前胸壁阵发性疼痛，持续性隐痛，影响睡眠，无法侧卧睡眠，仰卧入睡困难；经常因胸闷半夜憋醒；右胸壁可扪及一肿块，约“红枣”大小，不可推动，当时无压痛，肿块逐渐增大，并逐渐出现压痛。患者无咳嗽、咳痰、咯血、鼻塞、血涕及进食阻挡感等不适。2020 年 3 月 27 日就诊于湖北省武穴市人民医院行胸部 CT 平扫示：右侧第 6 前肋骨骨质破坏，并周围软组织肿块形成，挤压右肺，考虑肿瘤性病变（肋软骨肉瘤？），右侧胸腔积液。

既往史：平素身体健康。患者儿子 1 岁时（2018 年）罹患间变型横纹肌肉瘤，经化疗、手术及放疗综合治疗后目前为疾病完全缓解状态。

查体检查：T 36.7℃，P 90 次 / 分，R 26 次 / 分，BP 110/81mmHg，KPS 90 分。浅表淋巴结未触及肿大。右侧胸壁可触及一肿物，大小约 6cm×8cm，质硬，固定，有压痛。右下肺呼吸音低，余右肺及左肺呼吸音正常，双肺未闻及明显干湿性啰音。心腹部查体无异常发现。

二、入院诊断

右侧第 6 肋骨骨质破坏，性质待查。

三、诊疗经过

入院后初步诊治方案：完善影像学检查及病理检查。

1. 2020 年 4 月 3 日头颅、胸部、腹部、盆腔 CT 平扫＋增强（病例 12 图 1）：①右侧第 6 肋占位，考虑软骨肉瘤可能，转移不除外；②右侧胸腔积液伴右肺膨胀不全；

③左乳片状强化，请结合超声检查；④双肾囊肿；⑤余未见异常。

2．2020 年 4 月右第 6 肋骨穿刺活检组织病理学：结合影像学，符合软骨肉瘤 2 级。免疫组化：SATB2+、Ki67+ 15% ～ 20%、P63-、CD99-、S100-、CKpan-、Syn-。

3．胸水脱落细胞学阴性（3 次）。

4．2020 年 4 月 17 日乳腺超声：左乳低回声区 BI-RADS Ⅳ类；双乳乳腺导管扩张。

5．乙肝五项：乙肝表面抗原（+）、乙肝表面抗体（-）、乙肝 e 抗原（-）、乙肝 e 抗体（+）、乙肝核心抗体（+）。

6．HBsDNA 定量 39.4U/ml。

7．肝功能正常。

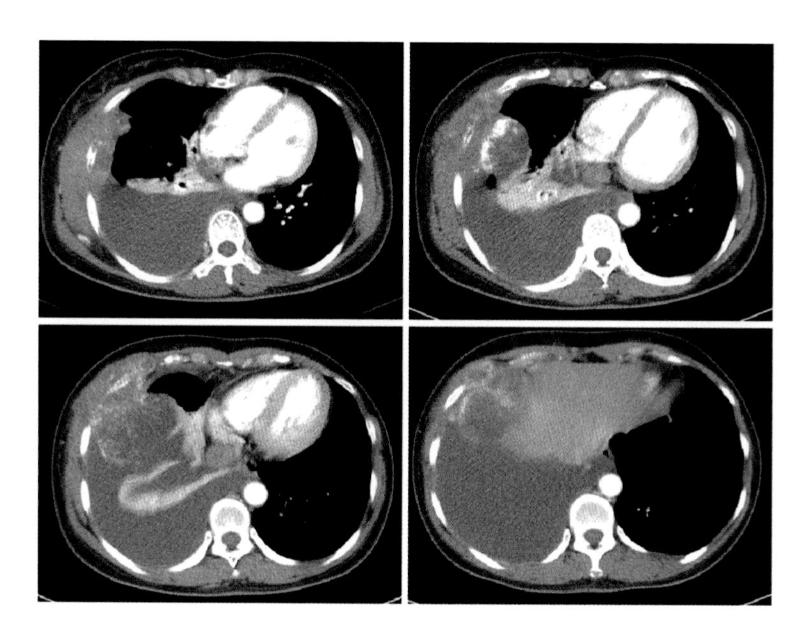

病例 12 图 1　基线 CT

修正诊断：

1．右侧第 6 肋骨经典型软骨肉瘤（$cT_2N_0M_xG_2$）。

2．左乳病灶，性质待查。

3．慢性乙型肝炎（活动期）。

第一次多学科会诊：

胸外科：患者右侧第 6 肋骨经典型软骨肉瘤诊断明确，肿瘤较大，与右肺、膈肌、肝脏关系密切，且有大量胸腔积液。建议内科治疗后再评估手术适应证。

放疗科：患者目前局部病灶难以行放射治疗，建议内科治疗后再评估放疗适应证。

乳腺外科：患者乳腺增强 CT 及乳腺 B 超检查提示早期乳腺癌可能，不除软骨肉瘤乳腺转移，建议行乳腺 MRI 及 B 超引导下乳腺病变穿刺活检，进一步明确诊断。

少见肿瘤科：患者右侧第 6 肋骨经典型软骨肉瘤诊断明确，2013 年的一篇文献显示应用蒽环类药物为主的化疗后，RECIST 评估的客观反应率分别为间叶型软骨肉瘤 31%，去分化软骨肉瘤 20.5%，经典软骨肉瘤 11.5%，透明细胞软骨肉瘤 0%。目前尚未有前瞻性随机试验的证据。该患者可考虑异环磷酰胺＋阿霉素的化疗，另外在化疗同时行乳腺疾病的 MRI 及穿刺检查进一步明确诊断。

诊治方案：系统性化疗，化疗方案选择异环磷酰胺（IFO）＋阿霉素（ADM），因患者有慢性乙型肝炎（活动期），HBsDAN 定量为 39.4U/ml，病毒复制不活跃，建议先口服恩替卡韦 1 周，复查 HBsDNA 定量后再酌情行化疗，因阿霉素的肝脏毒性偏重，建议根据治疗期间肝功能情况酌情增减药量。同时口服保肝药物。化疗期间及化疗间歇期，定期复查肝功能及 HBsDNA 定量。

治疗过程：

1. 2020 年 4 月 22 日　IFO 2.0 d1 ～ d5 ＋ ADM 60mg d5 方案化疗 1 周期，胃肠道不良反应Ⅱ度，骨髓抑制Ⅲ度。

2. 2020 年 5 月 9 日　IFO 2.0 d1 ～ d5 ＋ ADM 75mg d5 方案化疗 1 周期，胃肠道不良反应Ⅱ度，骨髓抑制Ⅱ度。

3. 化疗过程中口服恩替卡韦及甘草酸二铵胶囊，肝功能损害Ⅰ度，多次复查 HBsDNA 定量均正常。

4. 2020 年 5 月 8 日乳腺 MRI　①右侧胸壁占位，符合恶性肿瘤表现；②左乳团片状异常信号影（BI-RADS：4b）；③左乳外下象限结节灶（BI-RADS：4b）；④双侧胸腔积液。

5. 2020 年 5 月 15 日 B 超引导下左乳肿物穿刺病理：呈高级别导管原位癌图像，活检取材局限，有无浸润癌成分请待手术大标本确定。

2 周期化疗后评估疗效:胸水消失,右侧肋骨肿块略缩小。总体疗效评价为稳定(病例 12 图 2)。

第二次多学科会诊：

胸外科:患者经 2 周期Ⅰ A 方案化疗后胸水消失,肿瘤略缩小,结合患者治疗意愿,可考虑手术治疗。

放疗科：经典型软骨肉瘤放疗敏感性不高。但在一个对于 60 例颅外高风险软骨肉瘤术后患者的回顾性分析中，术前或术后放疗作为一种辅助治疗手段对于不能整块切除的肿瘤可以减少及延长局部复发。该患者肿瘤偏大，与周围器官关系密切，考虑术前放疗不良反应偏重，且经放射治疗后，肿瘤缩小降期的可能性也偏小，建议放射治疗可以作为术后辅助治疗时的一种选择。

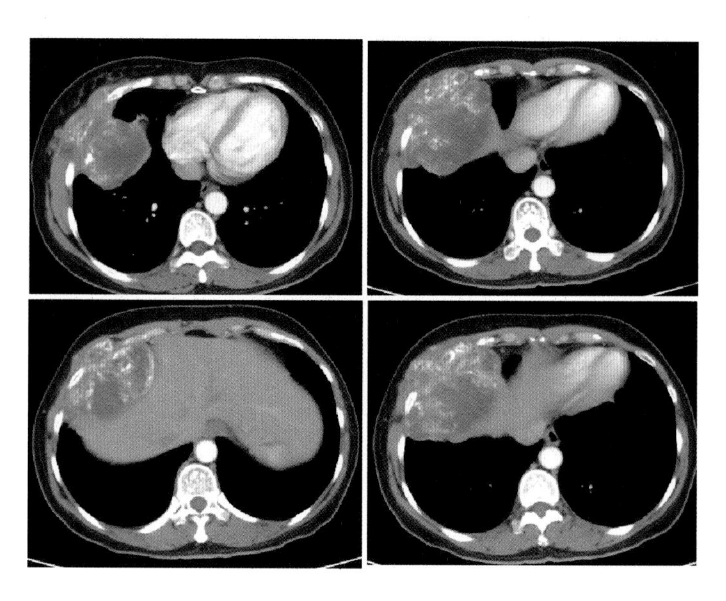

病例 12 图 2　2 周期 I A 方案化疗后 CT

少见肿瘤科：患者经 I A 方案化疗 2 周期后疗效评价为 SD。考虑继续化疗 2 ～ 4 周期后肿瘤缩小降期的可能性也较小，结合患者治疗意愿，可考虑行手术治疗。

乳腺癌外科：根据乳腺影像学检查及穿刺活检病理结果，患者乳腺肿物诊断为早期乳腺癌，目前以治疗软骨肉瘤为主，择期可行乳腺肿物手术治疗。

诊治方案：与患者及家属充分沟通病情及多种治疗选择后，患者及家属同意行右侧肋骨软骨肉瘤手术治疗。

治疗过程：术前行胸部 CT 检查及肿瘤三维重建（病例 12 图 3），见肿瘤累及右侧第 5、6、7 肋骨。2020 年 6 月 9 日在全麻下胸腔镜辅助下右侧肋骨软骨肉瘤切除＋右肺下叶楔形切除＋膈肌切除修补术。取右胸第 6 肋间做前外侧切口，探查肿瘤见肿物位于右侧第 6 肋骨前缘，大小约 10cm×8cm×8cm，质硬，向上累及第 5 肋骨，向下累及第 7 肋并侵犯膈肌，肿瘤与右肺下叶部分粘连，无胸腔积液及胸膜转移结节。游离第 5 肋上缘，第 7 肋下缘，距离肿瘤后边界 2.0cm 予以骨剪切断第 5 ～ 7 肋骨，向上翻开肿瘤，发现肿瘤侵犯膈肌，距离肿瘤边缘 1.5cm 切除部分膈肌，并予以修补，肿瘤累及右肺下叶部分肺组织，距离肿瘤边缘 2.0cm 行楔形切除，医用心包修补布修补胸壁缺损，并游离背阔肌皮瓣填充部分缺损胸壁，置胸腔闭式引流下管，留置皮下引流管后，清点器械敷料无误后逐层关胸。术中出血 100ml，术毕安全返回 ICU，切除标本送病理检查。

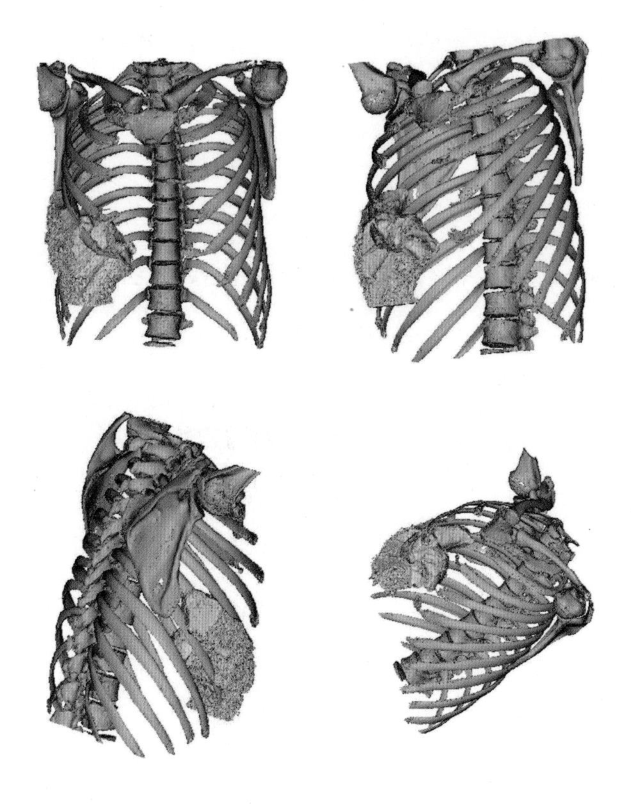

病例 12 图 3　肋骨肿瘤的术前三维重建

放疗计划如病例 12 图 4。

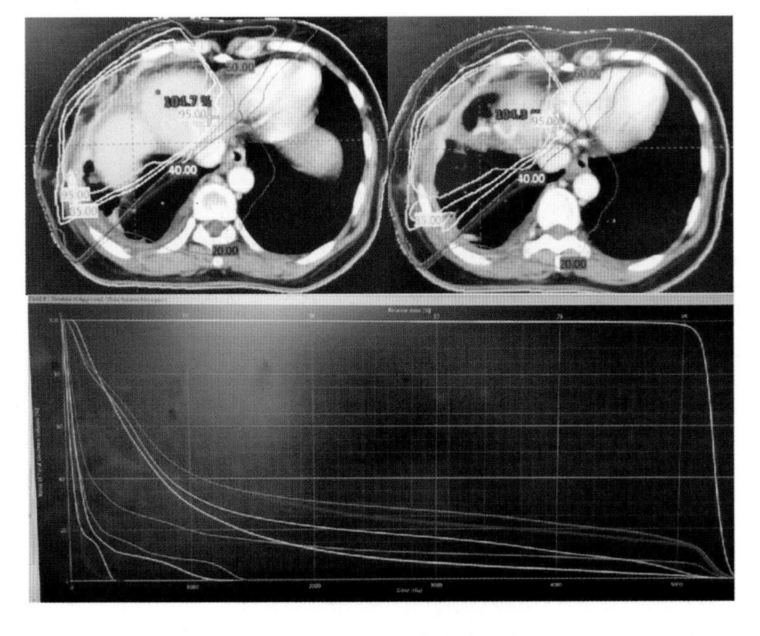

病例 12 图 4　放疗计划

术后病理结果：（右侧肋骨肿瘤）恶性肿瘤，局灶见坏死，结合病史，符合软骨肉瘤治疗后改变。侵犯周围肌肉及纤维组织。断端未见瘤细胞。（右肺切缘组织、膈肌组织、膈肌）未见瘤组织。

术后病例组织 NGS 基因突变检查：TP53 胚系突变。

修正诊断：

1. Li-Fraumeni 综合征。

2. 右侧第 6 肋骨经典型软骨肉瘤（$ypT_2N_0M_0G_2$，ⅡB 期）。

3. 左乳乳腺癌（$cTxN_0M_0$）。

4. 慢性乙型肝炎（静息期）。

第三次多学科会诊：

少见肿瘤科：Li-Fraumeni 综合征（LFS）为常染色体显性遗传性肿瘤综合征。临床上以儿童和青年并发多种肿瘤为主要特征，其中以骨与软组织肉瘤和乳腺癌最为多见，其他肿瘤如脑瘤、白血病和肾上腺皮质癌的发生率在这些家族中也明显增高。LFS 最常见的致病基因是 TP53 基因，有 70% ～ 80% 的 LFS 家系可以检测到 TP53 基因种系致病性突变。1988 年由 Li 和 Fraumeni 发表的 LFS 诊断标准需要同时符合以下 2 个条件：①先证者 45 岁前确诊肉瘤；②一名一级或二级亲属在 45 岁前确诊任何类型的癌症或者任何年龄确诊肉瘤。2009 年更新的 Chompret 诊断标准进一步扩大了疾病范围，其诊断符合以下标准中的任意一条即可：①先证者在 46 岁以前诊断为 LFS 疾病谱系（包括软组织肉瘤、骨肉瘤、绝经前乳腺癌、脑肿瘤、肾上腺皮脂瘤、白血病或者肺细支气管肺泡癌）中的任何疾病，并且至少有 1 名一级或二级亲属在 56 岁前确诊 LFS 谱系疾病（如果先证者患乳腺癌则家系患病中不包括乳腺癌）；②先证者患多种肿瘤（多种乳腺肿瘤除外）且其中 2 种属于 LFS 谱系肿瘤，最早发现的肿瘤于 46 岁以前发病；③先证者如果为肾上腺皮质癌或者脉络丛肿瘤，则无论家系是否患病。

该患者罹患软骨肉瘤及乳腺癌，其儿子罹患间变型横纹肌肉瘤，且该患者基因突变检查示：TP53 胚系突变。综合考虑诊断为 LFS。对于该患者后续治疗可继续 IA 方案化疗 2 ～ 4 周期。

胸外科：患者胸壁及肺切缘为 2cm，相对安全，但为保证膈肌的呼吸肌功能，膈肌病灶周围切缘为 1.5cm，局部复发风险相对较高，建议针对膈肌瘤床行术后辅助放疗。

放疗科：LFS 为常染色体显性遗传性肿瘤综合征。容易发生多种肿瘤。既往回顾性研究提示部分患者的第二肿瘤发生于放疗野内，一般于放疗后 2 ～ 14 年发生，且肿瘤的组织类型与文献报道的放疗后继发肿瘤的组织类型相同，提示本综合征患者对电离辐射较为敏感，容易并发放疗后相关肿瘤。但该患者右侧第 6 肋骨软骨肉瘤为高级别肉瘤，且侵犯广泛，尤其是为了保障呼吸功能，而在膈肌病灶周围的切缘只有 1.5cm，容易复发，复发后后续手术更加困难，因此建议针对膈肌瘤床行调强放疗。此外后续影像学随访尽量避免 CT 等电离辐射性检查，可选择 B 超及 MRI 检查。

乳腺外科：患者右侧肋骨软骨肉瘤 R0 切除术后，建议择期针对乳腺癌病灶行手术治疗。

治疗方案：术后辅助化疗 2 ～ 4 周期，针对膈肌瘤床行术后辅助放疗，择期行乳腺癌根治术。

1. 2020 年 6 月 30 日：IFO 2.0 d1 ～ d5 ＋ ADM 75mg d5 方案化疗 1 周期，胃肠道不良反应Ⅱ度，骨髓抑制Ⅱ度。

2020 年 7 月 23 日：IFO 2.0 d1 ～ d5 ＋ ADM 75mg d5 方案化疗 1 周期，胃肠道不良反应Ⅱ度，骨髓抑制Ⅲ度。

2020 年 9 月 17 日：IFO 2.0 d1 ～ d5 ＋ ADM 75mg d5 方案化疗 1 周期，胃肠道不良反应Ⅱ度，骨髓抑制Ⅱ度。

2020 年 10 月 10 日：IFO 2.0 d1 ～ d5 ＋ ADM 75mg d5 方案化疗 1 周期，胃肠道不良反应Ⅱ度，骨髓抑制Ⅱ度。

2. 2020 年 7 月 28 日开始辅助放疗：勾画膈肌瘤床为靶区，处方剂量 200cGy/ 次，总量 5000cGy/25 次，1 次 / 日，5 次 / 周。

3. 2020 年 9 月 3 日在全麻下行左乳单切＋前哨淋巴结活检术。病理：（左侧）乳腺高级别导管原位癌，局灶微浸润。乳头下导管内查见导管原位癌。“哨位淋巴结”（0/3），原位癌和微浸润成分 ER（-）、PR（-）、HER 阳性（+++）、Ki67（+，60%）。乳腺癌术后分期为：左乳高级别导管原位癌伴局灶微浸润（$pTmiN_0$（sn）M_0，Ⅰ a 期），ER（-）、PR（-）、HER 阳性（+++）。无需内分泌及靶向治疗，建议后续随访观察。

最终诊断：

1. Li-Fraumeni 综合征。

2. 右侧第 6 肋骨经典型软骨肉瘤（$ypT_2N_0M_0G_2$，Ⅱ B 期）。

3. 左乳高级别导管原位癌伴局灶微浸润（$pTmiN_0$（sn）M_0，Ⅰ a 期）。

4. 慢性乙型肝炎（静息期）。

后续随访方案：①系统查体；②每年一次全身 MRI 检查。

四、诊疗经验

1. Li-Fraumeni 综合征是遗传性肿瘤综合征，呈常染色体显性遗传，以乳腺癌、骨与软组织肉瘤、中枢神经系统肿瘤和肾上腺皮质肿瘤等高肿瘤发病风险为特征，TP53 基因是最常见的 Li-Fraumeni 综合征相关致病基因。

2. 对于 Li-Fraumeni 综合征的患者，早发现、早诊断、早治疗的一级预防尤为关键。

3. 对于伴发多种肿瘤的患者，多学科诊疗模式能够制订出更优的治疗方案。

（刘增军　朱栋元）

参考文献

[1]Italiano A，Mir O，Cioffi A，et al.Advanced chondrosarcomas：role of chemotherapy and survival.Ann Oncol，2013，24（11）：2916-2922.

[2]Goda JS，Ferguson PC，O'Sullivan B，et al.High-risk extracranial chondrosarcoma：long-term results of surgery and radiation therapy.Cancer，2011，117（11）：513-2519.

[3]Garber JE，Goldstein AM，Kantor AF，et al.Follow-up study of twenty-four families with Li-Fraumeni syndrome.Cancer Res，1991，51（22）：6094-6097.

[4]Li FP，Fraumeni JF，Mulvihill JJ，et al.A cancer family syndrome in twenty-four kindreds.Cancer Res，1988，48（18）：5358-5362.

[5]Tinat J，Bougeard G，Baert-Desurmont S，et al.2009 version of the Chompret criteria for Li-Fraumeni syndrome.J Clin Oncol，2009，27（26）：e108-109.

病例 13

原发性肝癌

一、病历摘要

患者李××，男，47 岁，汉族，2019 年 9 月 17 日首次入院。

现病史：患者于 2019 年 8 月无明显诱因出现右上腹部胀痛不适，进行性加重，2019 年 9 月 2 日就诊于曹县人民医院，行腹部 B 超检查：肝左叶可见 4.0cm×3.7cm 强回声结节，边界清，考虑肝左叶实质性占位。AFP 1123ng/ml，CA19-9 19.53U/ml，CEA 7.52ng/ml，血生化：ALT 23U/L，AST 19U/L，总胆红素 7.8μmol/L，直接胆红素 2.3μmol/L。血凝：凝血酶原时间 9.7 秒，凝血酶时间 14.40 秒，纤维蛋白原 3.10g/L。病毒学检查：小三阳：乙肝表面抗原（+），乙肝 e 抗体（+），乙肝核心抗体（+），DNA 定量 3×10^3U/ml。CT 检查：①结合临床，肝癌并门脉主干及分支栓子形成；②腹腔、腹膜后淋巴结增大。未做治疗，为进一步诊治，门诊以“肝占位”收入院。患者自发病以来，皮肤巩膜无黄染，饮食可，精神及睡眠可，大小便正常。否认高血压、心脏病史，否认脑血管疾病、精神疾病史，否认结核等传染史。

既往史：否认手术、重大外伤、输血史，否认食物、药物过敏史，预防接种史不详。无吸烟、饮酒嗜好。否认家族肿瘤遗传病史。

体格检查：T 36.50℃，P 92 次 / 分，R 23 次 / 分，BP 138/85mmHg，H 178cm，W 80kg，BS 1.96 m²，KPS 80 分，NRS2002 2 分，NRS 0 分，CAPRINI 4。中年男性，营养中等，神志清，精神好。浅表淋巴结未触及肿大。头颅及五官无异常。皮肤及巩膜无黄染，颈软，无抵抗。双肺呼吸音清，未闻及干湿性啰音和异常呼吸音。心率 92 次 / 分，心律齐，心音有力，未闻及病理性杂音。全腹无压痛及反跳痛，未扪及明显包块。肝脾肋下未触及。脊柱、四肢及神经系统无异常。

二、入院诊断

1. 原发性肝癌（$T_4N_XM_0$ ⅢB 期、CNLC 分期 ⅢA 期、BCLC 分期 C 期、Child-Pugh A 级）

2．乙型病毒性肝炎。

三、诊疗经过

2019 年 9 月 2 日腹部 B 超：肝左叶可见 4.0cm×3.7cm 强回声结节，边界清，考虑肝左叶实质性占位。

2019 年 9 月 2 日肿瘤标志物：AFP 1123ng/ml，CA19-9 19.53U/ml，CEA 7.52ng/ml。

2019 年 9 月 2 日病毒学检查：小三阳，DNA 定量 3×10^3U/ml。

2019 年 9 月 2 日 CT 检查:①结合临床，肝癌并门脉主干及分支栓子形成;②腹腔、腹膜后淋巴结增大。

2019 年 9 月 19 日肿瘤标志物：AFP 1298.00ng/ml，CA19-9 19.3U/ml，癌胚抗原 8.92ng/ml. 血生化:ALT 28U/L,AST 16U/L,总胆红素 7.4μmol/L,直接胆红素 3.3μmol/L。血凝测定：凝血酶原时间 10.7 秒，凝血酶时间 13.40 秒，纤维蛋白原：3.20g/L。

2019 年 9 月 19 日增强 CT 检查：①结合临床，肝癌并门脉主干及分支栓子形成介入治疗后改变，脾大；②腹腔、腹膜后淋巴结增大，变化不著；③双肺炎症；④左肺下叶胸膜下钙化灶（病例 13 图 1）。

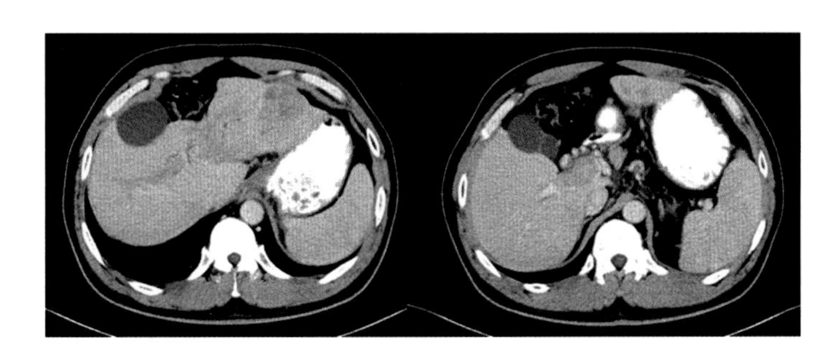

病例 13 图 1　介入手术前（2019 年 9 月 19 日）

提交全院肝癌 MDT 专家组，会诊意见如下：

介入科专家：肝肿块可行介入治疗，门脉癌栓下一步靶向治疗或局部放疗。

肝胆外科专家：患者肝癌并门脉主干及分支栓子形成，建议介入治疗，根据介入效果评价手术指征。

消化内科专家：可考虑局部介入治疗联合全身索拉非尼靶向治疗。

腹部放疗专家：患者目前放疗范围较大，不良反应较大，先介入治疗，下一步门脉癌栓局部放疗。

组长意见：患者肝癌临床诊断明确，可考虑局部介入治疗联合全身索拉非尼靶向治疗，先介入治疗，下一步门脉癌栓局部放疗。

总体治疗策略：

1．肝脏局部介入治疗 2 周期，同步口服索拉菲尼靶向治疗（病例 13 图 2）。

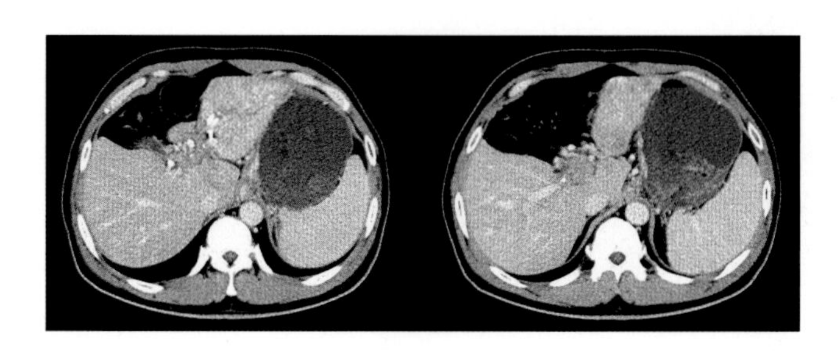

病例 13 图 2　两次介入术后（2020 年 1 月 14 日）

2．门脉癌栓放疗（病例 13 图 3），同步口服索拉菲尼靶向治疗，靶区见病例 13 图 4，放疗计划见病例 13 图 5。

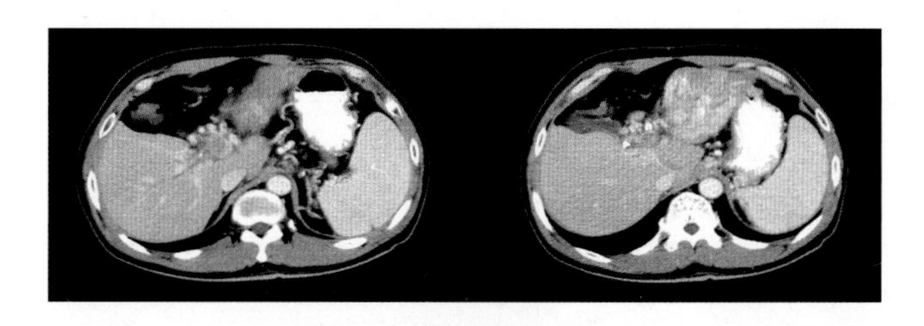

病例 13 图 3　局部放疗后进展（2020 年 2 月 26 日）

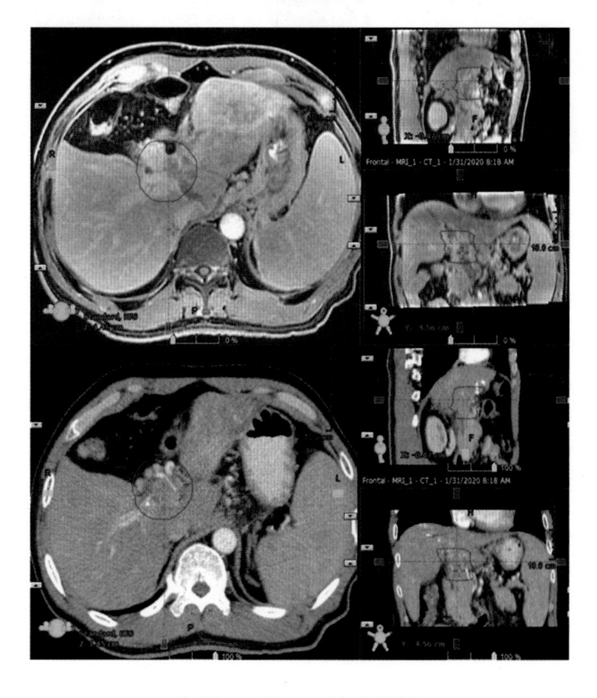

病例 13 图 4　放疗靶区

3．一线索拉菲尼靶向治疗进展后，给予二线瑞戈非尼靶向联合 PD-1 免疫治疗（病例 13 图 6）。

4．全程恩替卡韦抗病毒治疗。

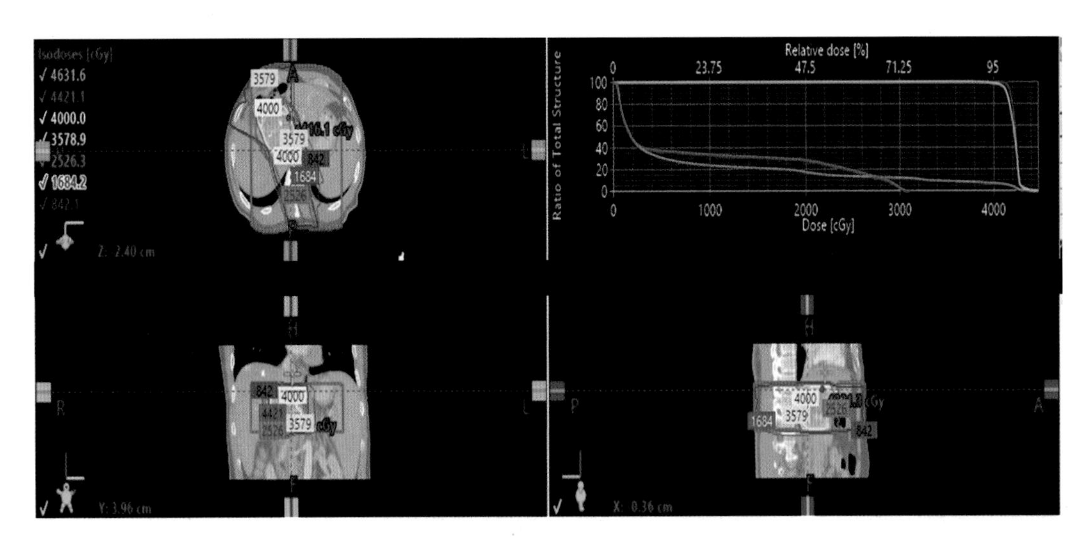

病例 13 图 5　放疗计划

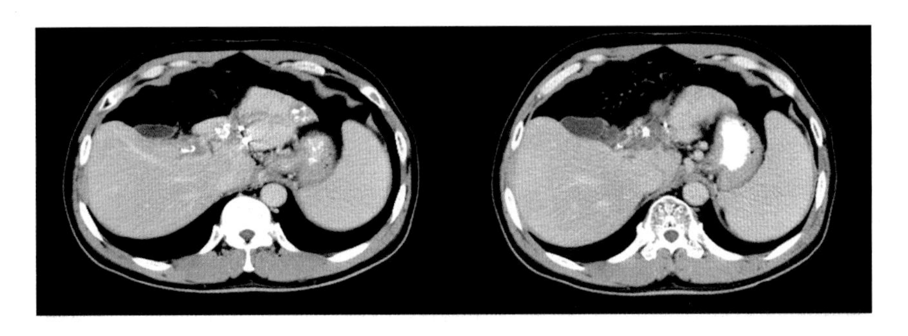

病例 13 图 6　多程治疗后原发灶及癌栓 PR（2021 年 1 月 20 日）

2019 年 9 月至 2019 年 12 月两次肝动脉栓塞术＋索拉菲尼 400mg 口服 2 次 / 天治疗。2020 年 1 月 29 日复查 AFP 较前明显升高，行 CT 检查显示门脉癌栓较前进展，治疗为局部治疗联合全身系统治疗，该患者局部介入治疗碘油沉积尚可，左肝病灶病情稳定，门脉癌栓较前增大，有放疗指征，拟行局部放疗。患者已行大孔径 CT 及磁共振双定位，患者仰卧位，双手上举抱头枕，负压带固定体位。于胸部处建立坐标体系，贴体表扫描银针，CT 及磁共振扫描，3mm/ 层，图像导入至 Varian Eclipse 计划系统，进行 CT 与 MRI 水平面、冠状面、矢状面的图像融合。勾画 GTV 为 CT 可见病灶，外扩 0.5cm 形成 PTV，处方剂量为 DT 50Gy/（25 次 • 5 周）。制定放疗计划，采用 IMRT 放疗技术，处方量 50Gy 等剂量曲线包绕 98.7% 体积的靶区 PTV，共设 4 个大野，

6MV-X 线。评价放疗计划：GTV、PTV 以及危及器官勾画无误，射野角度设计合理。水平面、矢状面、冠状面图像上处方剂量 50Gy 等剂量曲线未覆盖的区域为非肿瘤易发部位，且高剂量区未落到重要危及器官上。剂量分布较为均匀。无明显冷热点。计划按总量 50Gy 评价危及器官受量：脊髓 D_{max} = 3119.2cGy。最后核定处方剂量 50Gy/（20 次·5 周），无误。摆位：X 轴、Y 轴、Z 轴在 5mm 摆位误差范围内；2020 年 2 月 1 日开始放疗，并嘱患者保持体表标记线清晰，并嘱患者每次放疗前饮水量与定位时一致。行 25 次放疗后复查 AFP 及 CT，AFP 较前明显升高，CT 结果示原发灶较前进展，癌栓较前变化不著，内科会诊后建议免疫联合靶向治疗，遵会诊建议更改二线方案瑞戈非尼联合卡瑞利珠单抗免疫治疗，同时给予保护胃黏膜、保肝、止吐治疗。2020 年 4 月至 2021 年 3 月目前共行 14 周期卡瑞丽珠单抗＋瑞戈非尼免疫联合靶向维持治疗，目前 AFP 在正常范围之内，原发灶显示不清，癌栓疗效评价 SD。

诊疗结局：复查 AFP 在正常范围内，疗效评价：原发灶 CR 及癌栓 PR。

四、诊疗经验

1．患者入院后需要完善相关辅助检查，根据实验室、影像学和病理结果明确病变性质、分期，确定治疗原则。

2．肝癌患者的治疗必须检查肝功能储备情况，局部晚期肝癌要体现多学科联合治疗理念。

3．局部晚期肝癌患者治疗　必须体现多学科治疗的综合治疗策略。全身治疗联合局部治疗，全身一线治疗：索拉非尼、仑伐替尼、阿替丽珠单抗联合贝伐单抗。局部治疗：介入治疗联合门脉癌栓放疗。全身二线治疗可考虑单药靶向瑞戈非尼或阿帕替尼治疗，也可在靶向治疗的基础上联合免疫治疗。

4．治疗过程中可密切监测患者靶向、免疫、放疗不良反应，及时对症处理。

5．全部治疗结束后，需定期随诊。

（徐淑慧　冯　瑞　岳金波　王仁本）

参考文献

[1]Theodore S，Hong MD，Walter R.Bosch，Sunil Krishnan，MD，PhD Int J Radiat Oncol Biol Phys，2014，89（4）：804-813.

[2]Christopher H.Crane Karyn A.Goodman，Laura A.Dawson，et al.Pract

Radiat Oncol，2014，4（2）：82-89.

[3]Yao Yu，Mary Feng，et al.Semin Radiat Oncol，2018，28（4）：277-287.

[4]Shin YJ，Kim MS，Yoo SY，et al.Tumori，2010，96（1）：65-70.

[5]Ursino S，Greco C，Cartei F，et al.Radiotherapy and hepatocellular carcinoma：update and review of the literature.Eur Rev Med Pharmacol Sci，2012，16（11）：1599-1604.

病例 14

肝细胞癌

一、病历摘要

患者男，64 岁。查体发现肝内占位 1 周。

现病史：患者于 2018 年 10 月 21 日在平阴县人民医院查体，行腹部超声检查提示肝内低回声结节，腹膜后淋巴结肿大，未行特殊治疗。后到我院门诊行胸部及上腹部 CT 检查示：①肝占位，可能为原发性肝癌；②肝囊肿；③食管及胃术后改变；④右叶尖胸膜及左肺小结节，建议观察；⑤左肺纤维灶（2018 年 10 月 23 日）；血化验 AFP：21.44ng/ml，CEA 3.94ng/ml。丙肝阳性。

既往史：1990 年因食管癌在我院行食管癌根治术治疗，术后辅助放化疗治疗，有输血史。2012 年因冠心病在山东省立医院行冠脉支架植入术，术后好转。发现丙肝病史 6 年，未行治疗。

体格检查：巩膜、皮肤黏膜无黄染，面部及前胸部可见蜘蛛痣，双侧锁骨上未触及肿大淋巴结。腹部平坦，未见胃肠型及蠕动波，无腹壁静脉曲张。左侧胸壁及背部可见长约 30cm 手术瘢痕，愈合良好，左侧下胸部 1 根肋骨缺失。腹软，上腹部无压痛，无反跳痛，肝脾肋下未触及，肝上界位于右锁骨中线第 5 肋间，Murphy 氏征阴性，未触及腹部包块。肝肾区叩击痛阴性，移动性浊音阴性。肠鸣音 4 ～ 5 次 / 分，未闻及气过水声。双下肢无水肿。

二、入院诊断

1. 肝内占位　原发性肝癌（$cT_2N_0M_0$，Ⅱ期；CNLC Ⅱa 期）？转移瘤？
2. 肝囊肿。
3. 丙型肝炎。
4. 食管癌术后放化疗后。
5. 冠心病（冠脉支架植入术后）。

三、诊疗经过

2018 年 10 月 23 日腹部强化 CT，如病例 14 图 1 所示。

丙型肝炎病毒抗体（anti-HCV）45.760 COI。

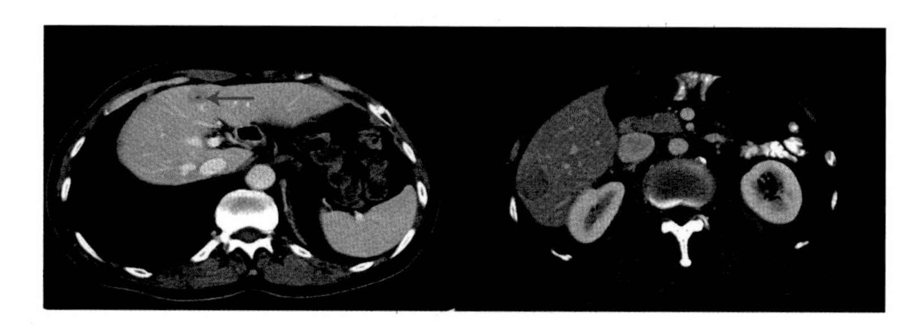

病例 14 图 1 2018 年 10 月 23 日腹部强化 CT

AFP 21.96ng/ml，CEA 3.42ng/ml，CA19-9 42.72U/ml。

肝胆胰肿瘤 MDT 讨论意见如下：

诊断依据：该病例食管癌病史较长，定期复查无异常，复发转移可能性小，丙型肝炎病史明确，动态影像学符合肝癌“快进快出”表现，临床诊断原发性肝癌成立。因患者前期行“冠脉支架植入术”，无法行 MRI 检查。

肝胆外科专家：肝内肿瘤 2 个，分别位于 S4b 及 S6，分别直径约 1cm 及 3.5cm，根据中国原发性肝癌诊疗规范（2017 版），患者 PS 0 分，Child-Pugh 6 分 A 级，无肝外转移，无血管侵犯，肝内肿瘤 2 个，肿瘤＞3cm，Ⅱa 期，治疗选择首选手术切除治疗。

介入科专家：原发性肝癌临床诊断成立，增强 CT 示肝内肿瘤 2 个，因无法行 MRI 检查，不排除肝内微小病灶可能，建议介入造影检查及栓塞治疗，后期评估肿瘤个数及分期再评估手术切除治疗。

肿瘤内科专家：目前影像学检查提示肝内 2 个肿瘤，有局部切除治疗指征，目前不考虑系统性治疗。

放疗科专家：患者原发性肝癌，CNLC Ⅱa 期，建议手术切除，暂无放疗指征，如肿瘤窄切缘可行术后术区放疗治疗。

1．完善术前检查 ICG R15 5.8%，血凝测定正常，心电图、肺功能检查均无异常。

2．2018 年 10 月 30 日在全麻下行腹腔镜下粘连松解＋肝（S4b、S6）肿瘤切除术，术中情况如病例 14 图 2 所示。

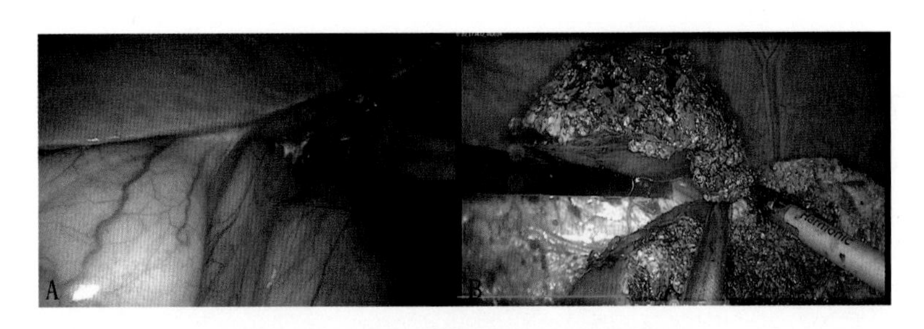

病例 14 图 2　肿瘤切除术术中情况

注：A. 食管癌术后肝门区粘连；B. 腹腔镜下切除肝肿瘤。

3．术后病理（2018 年 11 月 1 日）（肝 6 段肿瘤）中分化肝细胞癌，侵犯肝被膜。肝断端未见癌。（肝 4 段肿瘤）低分化肝细胞癌。肝断端未见癌。

4．术后辅助治疗　2018 年 12 月 5 日术后 1 个月行术后辅助 TACE 治疗，DSA 造影无异常染色。2018 年 12 月 15 日开始服用丙通沙抗丙型肝炎治疗 3 个月，复查丙肝治愈。

5．肿瘤复发　2019 年 3 月 20 日术后 5 个月复查，行腹部强化 CT 检查发现肝内新发病灶，考虑肝内转移，因个人原因未行进一步治疗，2019 年 6 月 27 日再次复查，腹部强化 CT 检查发现肝内多发转移，开始口服甲苯磺酸索拉非尼靶向联合介入栓塞治疗，先后介入（C-TACE）栓塞治疗 3 次。2020 年 3 月 17 日靶向联合介入治疗 9 个月，复查 AFP 升至 3932ng/ml，影像学评价病情进展。

6．再次 MDT 讨论治疗方案

肝胆外科专家：该患者低分化及中分化肝细胞癌术后短期肝内复发转移，可见合并不良预后因素的肝细胞癌术后易复发转移，间断介入联合索拉非尼靶向治疗肿瘤持续进展，建议序贯瑞戈非尼靶向治疗。

介入科专家：肝细胞癌术后复发转移，无肝外转移，有继续介入栓塞指征，必要时可应用载药微球栓塞（D-TACE）治疗。

肿瘤内科专家：患者介入联合索拉非尼靶向治疗 9 个月，目前影像学检查提示肝内复发转移较前进展，不排除索拉非尼耐药可能，建议更换二线瑞戈非尼靶向治疗；目前多项Ⅰ～Ⅱ期的靶向联合免疫检查点抑制剂临床试验疗效显著，建议充分与家属沟通，应用瑞戈非尼联合 PD-1 抑制剂。

放疗科专家：患者肝细胞癌术后复发转移，肝内肿瘤多发，无放疗指征。

治疗方案：肝细胞癌术后肝内多发转移，间断介入栓塞联合甲苯磺酸索拉非尼一线靶向治疗后仍持续进展，建议更换二线瑞戈非尼靶向药物，同时基于靶向联合免疫治疗初步临床试验结果有效，与家属充分沟通商定治疗方案：瑞戈非尼＋ PD-1 抑制剂（替雷利珠单抗）＋ TACE（不定期栓塞）。

具体用药如下：替雷利珠单抗 200mg 1 次 /3 周＋瑞戈非尼 80mg 1 次 / 天。

7．治疗过程中 AFP 变化趋势，如病例 14 图 3 所示。

8．治疗后情况及评价

（1）影像学及疗效评价（病例 14 图 4）：患者治疗期间定期复查腹部 CT，病灶逐渐缩小，根据 mRECIST 标准，疗效评价为持续部分缓解（PR），患者总生存时间已超过 33 个月。

（2）安全性评价：患者治疗期间耐受性及生活质量良好，无明显不适。

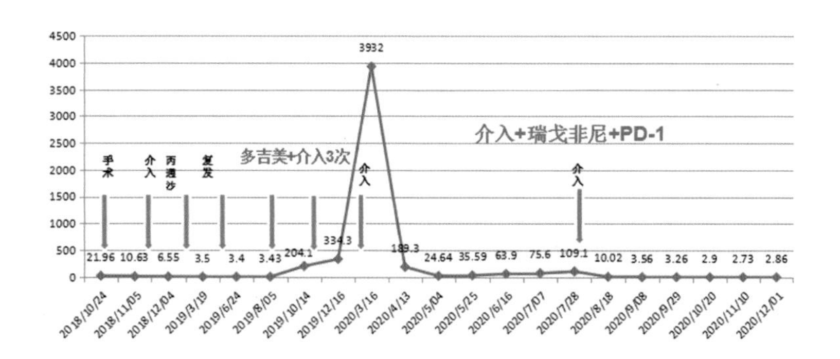

病例 14 图 3　AFP 变化趋势

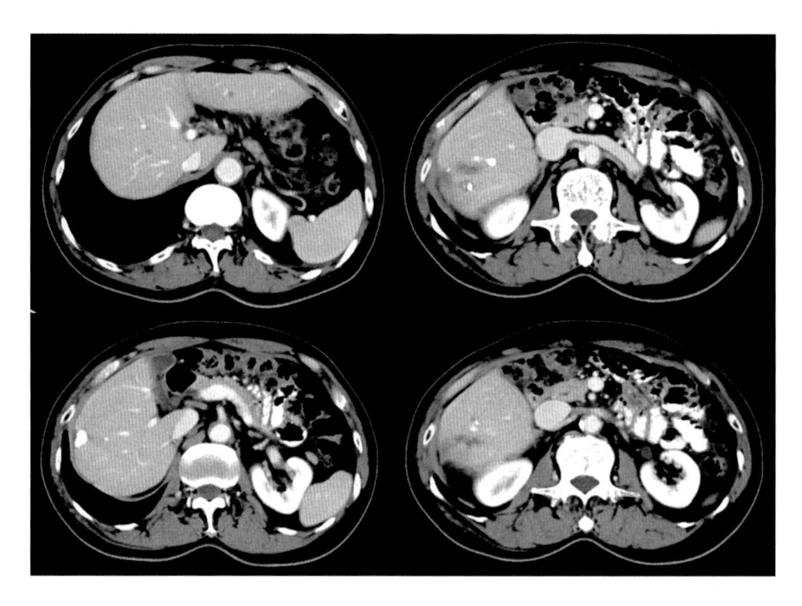

病例 14 图 4　2021 年 5 月 12 日末次复查 CT，疗效评价 SD

四、诊疗经验

1．该患者在我院先后诊治食管癌、肝细胞癌两种恶性肿瘤，通过规范诊疗，患者长期生存。

2．肝细胞癌病理分级不同体现肿瘤异质性，应为术后预后不良的高危因素。

3．恶性肿瘤进展，影像学与肿瘤标志物评估均应作为评价指标对待。

4．肝细胞癌进入手术、介入、靶向、免疫、中医中药“5G”综合治疗模式时代。

（崔　凯　石学涛）

参考文献

[1] 中华人民共和国国家卫生和计划生育委员会．原发性肝癌诊疗规范（2017版）．临床肝胆病杂志，2017，33（8）：114-126

[2] 中华人民共和国国家卫生健康委员会医政医管局．原发性肝癌诊疗规范（2019版）．中国实用外科杂志，2020，40（2）：121-138.

病例 15

胰腺癌（一）

一、病历摘要

患者杨××，男性，65 岁，汉族。因“上腹痛 10 余天”于 2020 年 11 月 19 日首次入院。

现病史：2020 年 11 月 1 日无明显诱因出现上腹痛，呈阵发性胀痛，不影响睡眠，2020 年 11 月 16 日就诊于潍坊市人民医院，B 超：胆囊术后，胰腺实性占位，考虑癌。2020 年 11 月 17 日上腹部 CT：胰腺体部见不规则肿块影，最大截面积约 4cm×3cm，与周围边界欠清，远端胰管扩张，增强扫描呈轻度不均匀强化，局部包绕血管。诊断：胰腺占位，符合胰腺癌并胰管扩张。患者自发病以来，神志清，精神可，大小便正常，饮食睡眠可，体重无下降。

既往史：糖尿病史 10 余年。2015 年因胆囊炎行胆囊切除术，术后恢复可。否认高血压、心脏病史，否认脑血管疾病、精神疾病史，否认肝炎、结核等传染史，否认手术、重大外伤、输血史，否认食物、药物过敏史，预防接种史不详。吸烟史 40 余年，每天约 40 支，饮酒史 40 余年，每天约半斤白酒，家族中否认遗传病史。

体格检查：T：36.5℃，P：76 次 / 分，R：19 次 / 分，BP：94/61mmHg，H：170cm，W：78Kg，BS：1.95 ㎡，KPS：90 分，NRS2002：1 分，NRS：0 分，CAPRINI：4。老年男性，营养中等，神志清，精神好。浅表淋巴结未触及肿大。头颅及五官无异常。颈软，无抵抗。双肺呼吸音清，未闻及干湿性啰音或异常呼吸音。心率 87 次 / 分，心律齐，心音有力，未闻及病理性杂音。全腹无压痛及反跳痛，未扪及明显包块。肝脾肋下未触及。脊柱、四肢及神经系统无异常。

二、入院诊断

1．胰腺癌（腺癌，$cT_4N_1M_0$ III期）。

2．胆囊切除术后。

三、诊疗经过

2020 年 11 月 20 日肿瘤标志物：糖类抗原 CA19-9 198.00U/ml ↑，糖类抗原 CA72-4 ＜ 1.5U/ml，癌胚抗原 5.93ng/ml ↑。

2020 年 11 月 20 日强化 CT 检查：①胰腺体部见不规则肿块影，最大截面积约 4cm×3cm，与周围边界欠清，远端胰管扩张，增强扫描呈轻度不均匀强化，局部包绕血管。结合临床，考虑胰腺癌累及邻近血管并腹膜后淋巴结转移；胰管扩张；②脂肪肝；③胆囊缺如，请结合临床；④前列腺增生；⑤右肺尖团片影，请结合前片或短期复查；右肺炎症纤维灶；双肺类结节灶，建议观察；⑥甲状腺右侧叶旁结节灶，建议结合其他检查。

2020 年 11 月 24 日细胞室检查：胰腺占位，考虑癌细胞。

2020 年 11 月 25 日病理检查：（胰腺穿刺活检）腺癌。

2020 年 11 月 27 日 PET-CT：①胰腺癌伴 FDG 高代谢；②右肺纤维灶；双肺小结节，建议观察；双肺门炎性淋巴结。

提交全院肝胆胰肿瘤 MDT 专家组，会诊意见如下：

消化内科专家 1：患者 CT 显示胰腺癌病灶包绕脾动脉，并侵及腹腔干和肝总动脉，虽然未超过 180°，但手术困难，故目前修正诊断为：胰腺癌（腺癌，$cT_4N_1M_0$ Ⅲ期）（局部进展期，考虑侵犯腹腔干，不可切。治疗建议全身化疗，联合局部放疗，化疗方案可选择吉西他滨 + 白蛋白紫杉醇或 FOLFIRINOX 方案。

腹部放疗专家 1：该患者年龄较大，合并糖尿病，但体质较好，行化疗或放化疗转化后可能会有手术机会，需要充分与患者及家属沟通，合理选择治疗方案。如仍有手术意愿，可按转化治疗方案，如患者不再考虑手术，可尽量提高放疗剂量，以提高治疗效果，同步化疗。

肝胆外科专家 1：患者强化 CT 显示胰腺体部低密度肿块影，截面约 3.8cm×2.9cm，边缘模糊，局部与腹膜后肿大淋巴结分界不清，包绕脾动脉并与腹腔干关系密切，增强扫描轻度强化，远端体尾部缩小，胰管扩张；肝实质未见异常密度灶。诊断意见：结合临床，考虑胰腺癌累及邻近血管并腹膜后淋巴结转移；胰管扩张（病例 15 图 1）。PET-CT 示胰腺癌伴 FDG 高代谢（病例 15 图 2）。胰腺占位穿刺活检病理示腺癌。结合临床表现、实验室和影像学表现以及病理结果，患者胰腺癌诊断明确。该患者为局部进展期胰腺癌，胰腺肿块与腹腔干和肝总动脉关系密切，包绕脾动脉，不建议手术治疗。

消化内科专家 2：患者诊断明确，建议放化疗，同步化疗方案可应用卡培他滨或吉西他滨。

腹部放疗专家 2：建议全身化疗后同步放化疗。

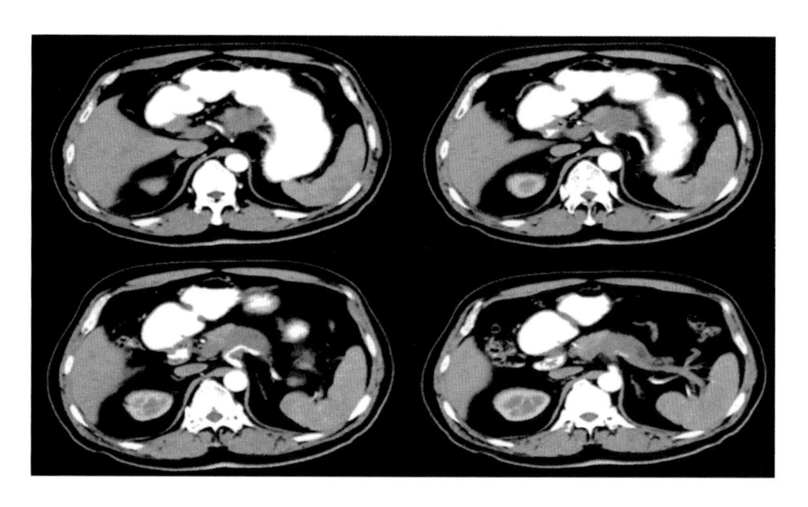

病例 15 图 1　治疗前腹部 CT（2020 年 11 月 20 日）

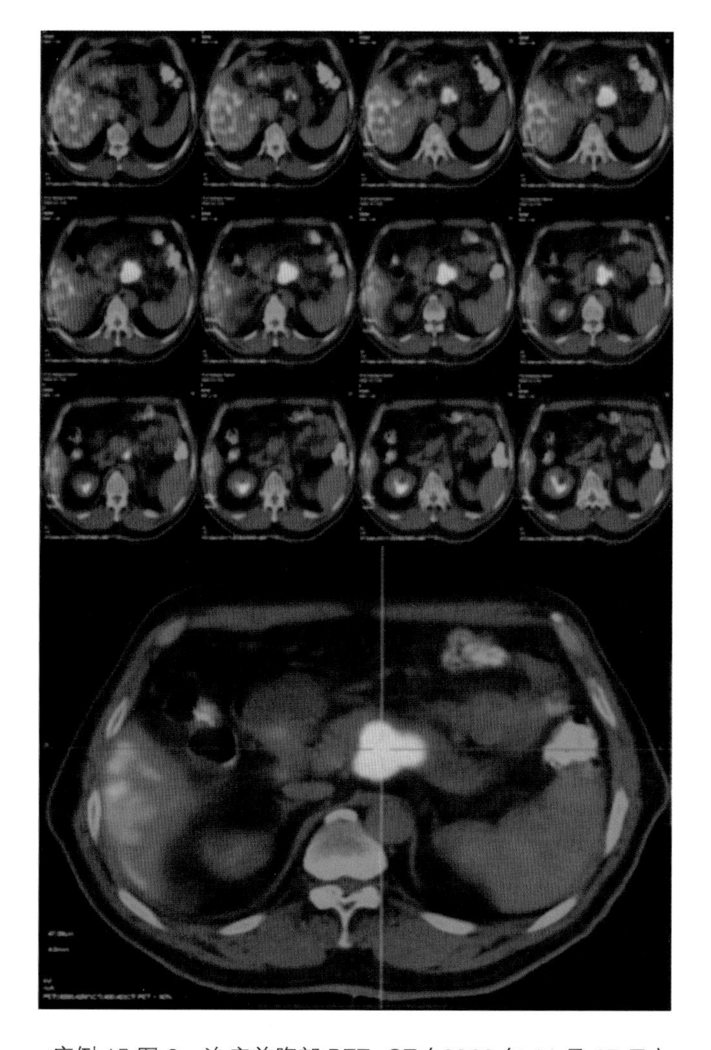

病例 15 图 2　治疗前腹部 PET-CT（2020 年 11 月 27 日）

组长意见：患者胰腺癌诊断明确，因胰腺肿块包绕脾动脉并与腹腔干关系密切，不建议手术治疗，建议同步放化疗。

患者胰腺肿瘤侵及腹腔干血管近 180°，不可切，为局部进展期胰腺癌。执行 MDT 会诊结果，行同步放化疗。因患者胰腺癌病变位于胰腺体尾部，与周围危及器官如小肠、胃、肝脏、肾脏等尚有分界，给予胰腺核心病灶同步加量照射（SIB）。与患者及其家属沟通病情及放化疗必要性、可能的并发症，征得其理解，并签署知情同意书。放化疗期间密切观察不良反应，定期监测血常规、血糖、肝肾功能、肿瘤标志物，及时对症处理，放疗剂量达 40Gy/20 次时行 CT 复位，评估疗效。同步吉西他滨化疗 $850mg/m^2$，放化疗后联合 AG 方案（白蛋白紫杉醇＋吉西他滨）化疗。

2020 年 11 月 26 日开始给以吉西他滨 1.8g d1、d8 化疗。

2020 年 12 月 9 日行大孔径 CT 及 PET-CT 定位，嘱患者空腹，定位前口服造影剂，显像小肠。患者仰卧位，双手分握，发泡胶固定体位。与胸部处建立坐标体系，贴体表扫描银针，强化螺旋 CT 及 4D 扫描，3mm/ 层。CT 及 PET-CT 图像导入至 TOMO 计划系统，并进行 CT 及 PET-CT 水平面、冠状面、矢状面的图像融合。CT 及 PET-CT 显示肿瘤位于胰腺体尾部，临床分期为 T_4，伴腹膜后淋巴结转移。GTV_{PET} 为 PET 可见胰腺病灶（GTVb，生物靶区，以肝 S5 为本底参照），GTV_{CT} 为 CT 可见病灶，并勾画 GTV0、GTV50、GTV_{MIP}，GTV、GTV0、GTV50、GTV_{MIP} 融合成 IGTV。勾画危及器官：胃、小肠、肝脏和双肾脏。考虑患者在 TOMO 加速器进行放疗，可以给予每日在线图像引导，GTV_{PET} 的基础上外扩 1mm 为 PTV_69Gy，IGTV 的基础上外扩 5mm 为 PTV_60Gy（危及器官处修回）。处方剂量分别为 DT 69Gy/（30 次 • 6 周）、60Gy/（30 次 • 6 周）。采用断层放疗技术，处方剂量 60Gy 等剂量曲线包绕 98%PTV_60Gy，处方剂量 69Gy 等剂量曲线包绕 97% 体积的靶区 PTV_69Gy，6MV- 线。评价放疗计划：GTV、PTV 以及危及器官勾画无误，射野角度设计合理。水平面、矢状面、冠状面图像上处方剂量 60Gy 等剂量曲线未覆盖的区域为非肿瘤易发部位，且高剂量区未落到重要危及器官上。剂量分布较为均匀。无明显冷热点。计划按总量 60Gy 评价危及器官受量：脊髓 D_{max}：3415cGy，肝脏 Dmean：320cGy，左、右侧肾脏 Dmean 分别＝ 402cGy、282cGy，小肠最大受量 5459cGy，V40 ＝ 27cc，余危及器官剂量均在耐受范围内。最后核定处方剂量 69Gy/（30 次 • 6 周）、60Gy/（30 次•6 周）无误，SIB 照射。加速器型号为 TOMO。CBCT 校准摆位误差，X 轴、Y 轴、Z 轴在 5mm 摆位误差范围内；于校正摆位误差的 CBCT 图像水平面、矢状面、冠状面图像上，检查照射靶区，靶区准确覆盖计划照射的区域。2020 年 12 月 9 日开始放疗。

2020 年 12 月 18 日给予同步化疗，方案：吉西他滨 1.6g 1 次 / 周。

放疗 20 次后给予复位后 CT 示病灶较前变化不著，继续原计划放疗。

2020 年 1 月 20 日同步放化疗结束，治疗期间出现Ⅱ度骨髓抑制，对症治疗后好转。放疗靶区如病例 15 图 3 所示。

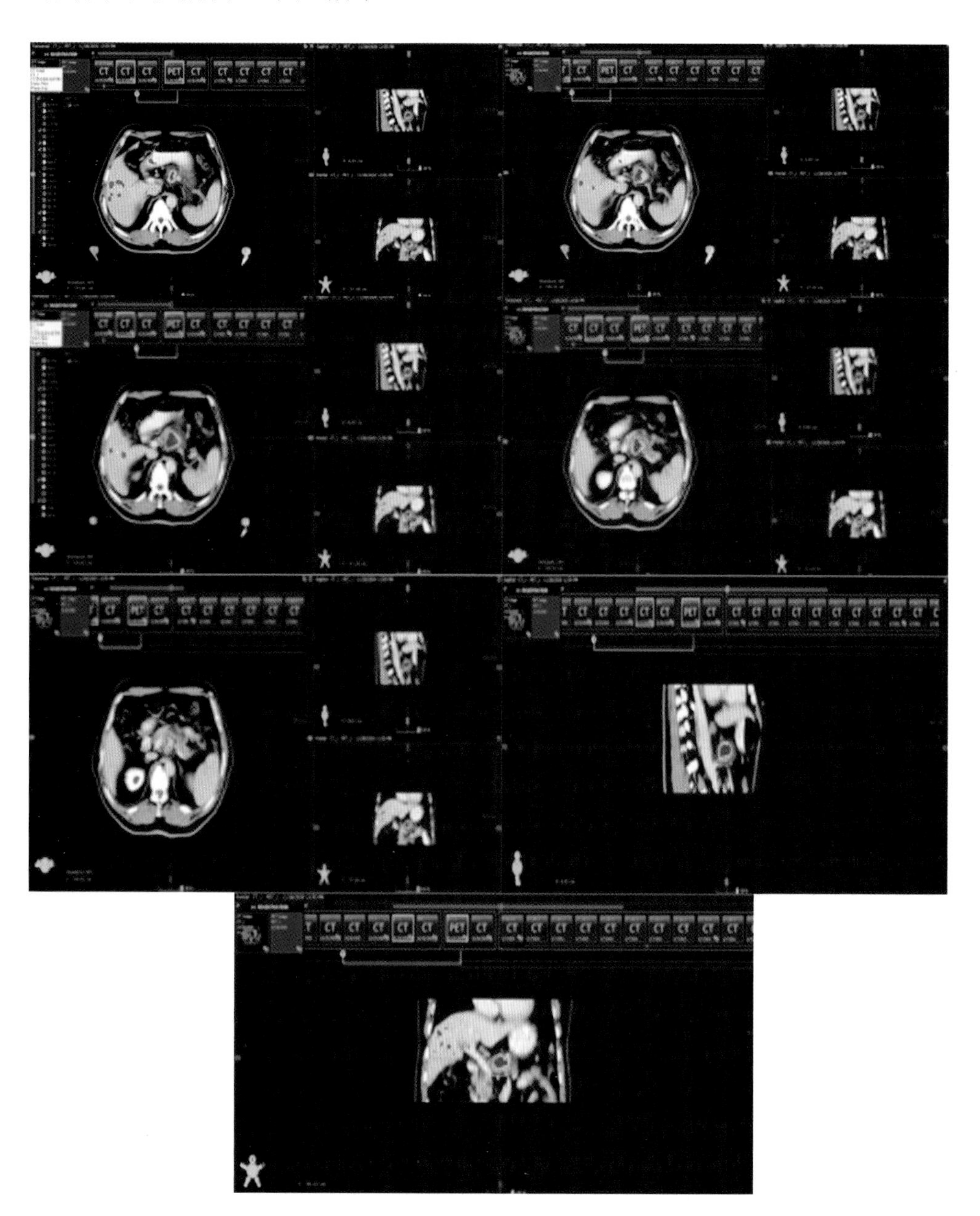

病例 15 图 3 放疗靶区

诊疗结局：

2021 年 1 月 19 日肿瘤标志物：糖类抗原 CA19-9 64.90U/ml ↑，糖类抗原 CA72-4 ＜ 1.5U/ml，癌胚抗原 2.56ng/ml。

2021 年 1 月 27 日肿瘤标志物：糖类抗原 CA19-9 60.20U/ml ↑，糖类抗原 CA72-4 < 1.5U/ml，癌胚抗原 3.24ng/ml。

2021 年 3 月 17 日肿瘤标志物：糖类抗原 CA19-9 27.70U/ml ↑，糖类抗原 CA72-4 < 1.5U/ml，癌胚抗原 2.61ng/ml。

患者局部进展期胰腺癌（$cT_4N_1M_0$ III期）放化疗后，CA19-9 较前下降。

2021 年 1 月 29 日开始给予 AG 方案化疗，具体为：吉西他滨 1.6g d1、d8+ 白蛋白紫杉醇 200mg d1、d8。

2021 年 2 月 5 日复查 CT（病例 15 图 4）：胰腺体部示低密度肿块影，截面约 2.9cm×2.4cm，边缘模糊，包绕脾动静脉并与腹腔干关系密切，增强扫描轻度强化，较前好转。

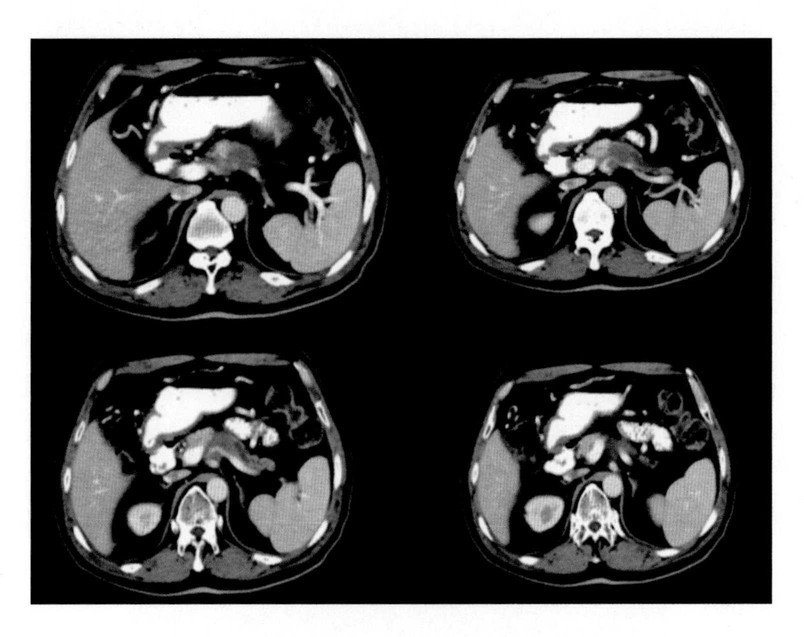

病例 15 图 4　放化疗后 CT

四、诊疗经验

1. 患者入院后完善相关辅助检查，根据实验室、影像学和活检病理结果明确病变性质、分期、病理类型。

2. 患者胰腺肿瘤侵及腹腔干血管近 180°，不可切，为局部进展期胰腺癌，可行同步放化疗。

3. 根据胰腺病灶位置，如能有效避开周围肠管，可根据 PET 进行病灶核心部位加量照射。

4. 治疗过程中可同时口服铋剂、奥美拉唑、谷氨酰胺等药物，减轻放疗反应。

密切监测患者放化疗不良反应，及时对症处理。

5．胰腺癌恶性度高，放化疗结束后应及时给予系统的对症支持和全身化疗。

6．全部治疗结束后，需定期随诊。

（朱昆莉　周春阳）

参考文献

[1]Roland CL，Yang AD，Katz MH，et al.Neoadjuvant therapy is associated with a reduced lymph node ratio in patients with potentially resectable pancreatic cancer.Ann Surg Oncol，2015，22（4）：1168-1175.

[2]Varadhachary GR，Wolff RA，Crane CH，et al.Preoperative gemcitabine and cisplatin followed by gemcitabine-based chemoradiation for resectable adenocarcinoma of the pancreatic head.J Clin Oncol，2008，26（26）：3487-3495.

[3]Versteijne E，Van Eijck CH，Punt CJ，et al.Preoperative chemoradiotherapy versus immediate surgery for resectable and borderline resectable pancreatic cancer：results of the Dutch Randomized Phase III PREOPANC Trial.J Clin Oncol，2020，PMID：32105518.

[4]Tsai S，Christians KK，George B，et al.A phase II clinical trial of molecular profiled neoadjuvant therapy for localized pancreatic ductal adenocarcinoma.Ann Surg，2018，268（4）：610-619.

病例 16

胰腺癌（二）

一、病历摘要

患者王 ××，女性，55 岁，汉族，因“上腹痛 2 个月，皮肤巩膜黄染 1 周余”于 2020 年 9 月 11 日首次入院。

现病史：患者 2020 年 8 月 1 日无明显诱因出现上腹痛，呈阵发性绞痛，伴恶心、呕吐，2020 年 8 月 19 日就诊于郓城诚信医院，行胃镜检查示非萎缩性胃炎。未治疗。2020 年 9 月 3 日再次就诊于郓城诚信医院，行腹部增强 CT：胰腺钩突增大，其内见片状稍低密度灶，边缘欠清，最大截面积约 2.96cm×2.33cm，增强后轻度强化，主胰管轻度扩张。肝右叶见类圆形低密度灶，边缘清，最大截面积约 3.87cm×3.06cm，CT 值为 2 ～ 5Hu，增强后边缘清晰，肝内胆管轻度扩张，胆总管扩张明显，最宽处约 1.74cm×1.32cm，胆总管下段截断征，胆囊增大。诊断意见：①胰腺钩突部占位病变，考虑胰腺癌；②肝内胆管、胆总管上段扩张，主胰管扩张，胆囊增大；③肝右叶囊肿，并出现皮肤巩膜黄染 1 周。2020 年 9 月 7 日就诊于山东大学齐鲁医院，行上腹部增强 MRI：胰头部内形态不规则长 T_1 稍长 T_2 信号肿块，DWI 呈略高信号，边界欠清，截面积约 4.2cm×2.8cm，增强扫描呈动脉期强化不明显，静脉期及延迟期轻度不均匀强化，其远端胰管扩张。肝右上叶见类圆形长 T_1 长 T_2 信号，截面积约 3.8cm×3.4cm，增强扫描无强化。肝内外胆管扩张，胆总管扩张增粗，直径约 1.9cm，胆囊增大。腹膜后见数个小淋巴结。诊断意见：①胰腺头部占位并胆胰管及胆囊扩张，考虑胰腺癌可能；②肝右叶囊肿；③腹膜后多发小淋巴结。2020 年 9 月 6 日肝功能、生化：丙氨酸氨基转移酶 720U/L ↑，天门冬氨酸氨基转移酶 475U/L ↑，γ - 谷氨酰基转移酶 2122U/L ↑。总蛋白 73.9g/L，白蛋白 45.2g/L，总胆红素 124.1μmol/L ↑，直接胆红素 90.2μmol/L ↑，间接胆红素 33.9μmol/L ↑，尿素氮 4.37mmol/L，肌酐 54μmol/L ↓。诊断为胰腺癌、梗阻性黄疸。2020 年 9 月 9 日行 PTCD 术。患者自发病以来，睡眠可，饮食差，大便发白，小便发黄，体重 2 个月下降 7kg。

既往史：否认高血压、心脏病史，否认糖尿病、脑血管疾病、精神疾病史，否认肝炎、结核等传染史，否认手术、重大外伤、输血史，否认食物、药物过敏史，无吸烟、饮酒史，否认肿瘤家族史。

体格检查：T 36.5℃，P 72 次 / 分，R 18 次 / 分，BP 138/88mmHg，H 159cm，W 60kg，BS 1.64m^2，KPS 90 分，NRS2002 4 分，NRS 2 分。中年女性，营养中等，神志清，精神可。皮肤巩膜黄染，浅表淋巴结未触及肿大。头颅及五官无异常。颈软，无抵抗。双肺呼吸音清，未闻及干湿性啰音或异常呼吸音。心律齐，心音有力，未闻及病理性杂音。腹软平坦，中上腹部可见 PTCD 引流术口，清洁干燥，全腹无压痛及反跳痛，未扪及明显包块。肝脾肋下未触及。脊柱、四肢及神经系统无异常。

二、入院诊断

1. 胰腺癌（c$T_4N_0M_0$ III期）。
2. 梗阻性黄疸（PTCD 术后）。

三、诊疗经过

1. 2020 年 9 月 3 日腹部增强 CT　胰腺钩突增大，其内见片状稍低密度灶，边缘欠清，最大截面积约 2.96cm×2.33cm，增强后轻度强化，主胰管轻度扩张。肝右叶见类圆形低密度灶，边缘清，最大截面积约 3.87cm×3.06cm，CT 值为 2 ～ 5Hu，增强后边缘清晰，肝内胆管轻度扩张，胆总管扩张明显，最宽处约 1.74cm×1.32cm，胆总管下段截断征，胆囊增大。诊断意见：①胰腺钩突部占位病变，考虑胰腺癌；②肝内胆管、胆总管上段扩张，主胰管扩张，胆囊增大；③肝右叶囊肿。

2. 2020 年 9 月 7 日上腹部增强 MRI　胰头部内形态不规则长 T_1 稍长 T_2 信号肿块，DWI 呈略高信号，边界欠清，截面积约 4.2cm×2.8cm，增强扫描呈动脉期强化不明显，静脉期及延迟期轻度不均匀，其远端胰管扩张。肝右上叶见类圆形长 T_1 长 T_2 信号，截面积约 3.8cm×3.4cm，增强扫描无强化。肝内外胆管扩张，胆总管扩张增粗，直径约 1.9cm，胆囊增大。腹膜后见数个小淋巴结。诊断意见：①胰腺头部占位并胆胰管及胆囊扩张，考虑胰腺癌可能；②肝右叶囊肿；③腹膜后多发小淋巴结。（山东大学齐鲁医院）

入院后完善检查：

2020 年 9 月 12 日丙氨酸氨基转移酶 233.8U/L ↑，天门冬氨酸氨基转移酶 48.2U/L ↑，γ-谷氨酰基转移酶 1242U/L ↑，总胆红素 56.4μmol/L。

2020 年 9 月 12 日糖类抗原 CA125 18.56U/ml，糖类抗原 CA19-9 192.60U/ml ↑，糖类抗原 CA72-4 1.6U/ml，癌胚抗原 1.92ng/ml。

2020 年 9 月 14 日 CT 检查（病例 16 图 1）：①胰头见不规则低密度肿块，边界模糊，轻度强化，最大截面约 2.5cm×3.3cm，临近门静脉、脾静脉明显狭窄，考虑胰腺癌；胰管扩张；PTCD 术后；②肝右叶囊肿；③右肺上叶磨玻璃灶，建议密切观察。

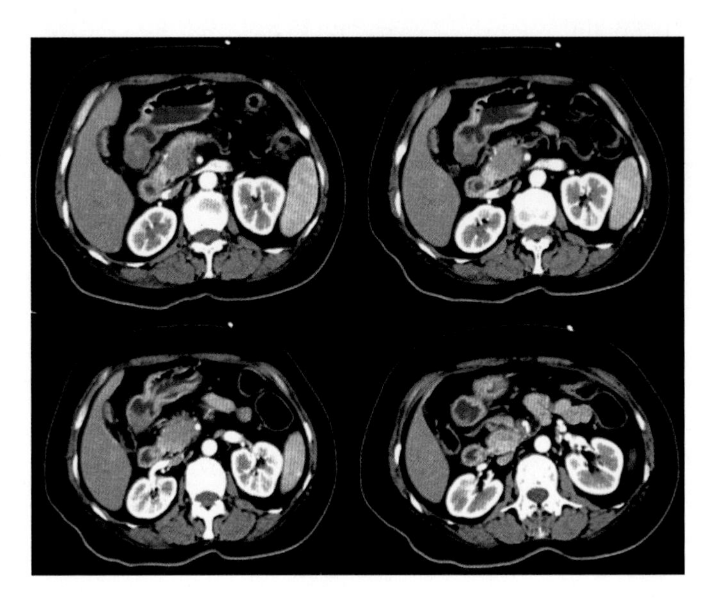

病例 16 图 1　治疗前腹部 CT（2020 年 9 月 15 日）

提交全院肝胆胰肿瘤 MDT 专家组，会诊意见如下：

消化内科专家 1：该患者以上腹部疼痛和阻塞性黄疸发病，伴体重下降，依据患者目前的临床表现和实验室、影像学检查，患者临床诊断胰腺癌，胰头肿瘤侵及肠系膜上动脉，未超过 180°，包绕侵犯肠系膜上静脉和门静脉，目前分期为临界可切除胰腺癌。临界可切除胰腺癌的定义：①肿瘤无远处转移；②肠系膜上静脉 - 门静脉系统肿瘤侵犯有节段性狭窄、扭曲或闭塞，但切除后可安全重建；③胃十二指肠动脉侵犯达肝动脉水平，但未累及腹腔干；④肿瘤侵犯肠系膜上动脉未超过周径的 180°。目前，对于临界可切除的胰腺癌诊疗，仍缺乏大型的临床研究数据，建议开展多中心临床研究。对于体能状态良好患者，可耐受手术治疗者建议新辅助治疗后手术治疗，转化治疗的 I 级推荐为新辅助化疗，II 级推荐为新辅助放化疗。目前患者上腹痛明显，肝功差，行对症镇痛、保肝治疗。

腹部放疗专家 1：该患者胰头穿刺活检病理示腺癌。结合临床表现、实验室和影像学表现以及病理结果，患者胰腺癌诊断明确。患者 CT 显示胰腺癌病灶临近门静脉、脾静脉明显狭窄，侵及肠系膜上动脉，但未超过 180°，排除肝脏等远处转移。但手术困难，故目前修正诊断为：①胰腺癌（腺癌，$cT_4N_0M_0$ III期）（局部进展期，考虑侵犯肠系膜上动脉，临界可切）；②梗阻性黄疸。治疗建议新辅助化疗或放化疗，再评估手术的可能性。

肝胆外科专家：同意上述诊疗分析和建议。需要注意的是，该患者合并阻塞性黄疸、肝功能异常，目前有化疗禁忌，但患者体质较好，可行化疗或放化疗新辅助治疗转化后评估手术机会。如患者手术意愿强烈，可按转化治疗方案，如患者不愿手术，可行局部放疗推量，以提高治疗效果。

患者保肝治疗后检查结果：

2020 年 9 月 17 日肝生化：丙氨酸氨基转移酶 119.6U/L ↑，天门冬氨酸氨基转移酶 51.3U/L ↑，γ－谷氨酰基转移酶 788U/L ↑。

2020 年 9 月 21 日肝生化、肾功能：丙氨酸氨基转移酶 145.5U/L ↑，天门冬氨酸氨基转移酶 80.8U/L ↑，γ－谷氨酰基转移酶 856U/L ↑。

2020 年 9 月 15 日病理检查：(胰头穿刺活检)腺癌。免疫组化：CK7(+)、Villin(+)、CK20（-）、Syn（-）、CgA（-）、CD56（-）、Ki-67（+30%）。

再次 MDT 会诊意见：

影像科专家：阅 CT 示：胰头见不规则低密度肿块，边界模糊，增强扫描轻度强化，最大截面约 2.5cm×3.3cm；临近门静脉、脾静脉明显狭窄；腹腔见稍大淋巴结，短径约 0.8cm。右肺上叶见直径约 1.0cm 磨玻璃灶，边界模糊。纵隔内未见肿大淋 / 巴结影。胸膜无增厚，胸腔内未见积液征象。诊断意见：胰头占位，考虑胰腺癌;胰管扩张;PTCD 术后。

肝胆外科专家 2：胰腺肿瘤未累及腹腔干及肝总动脉，侵及未包绕肠系膜上动脉，但肿瘤与门静脉及肠系膜上静脉关系密切，临界可切除，建议先行新辅助化疗 3 ～ 4 周期后评估手术可能性。

腹部放疗专家 2：同意以上医师意见，转化治疗也可放化疗，放化疗后评估有无手术指证，如仍不能手术，建议放疗加量。

消化内科专家 2：胰腺癌一线转化治疗化疗方案，以两药联合或多药联合为主，目前临床试验证据最高的为 FOLFIRINOX 或 mFOLFIRINOX 方案。可根据患者体力状态选择新辅助化疗方案。

组长意见：经讨论一致认为，该患者为胰腺癌临界可切除，建议先行转化治疗，FOLFIRINOX 方案新辅助化疗，或同步放化疗。该患者肝功异常，化疗禁忌，可根据 PREOPANC 研究，行放疗联合吉西他滨同步化疗，然后评估有无手术指征，若评估可手术则行手术切除；若外科评估仍无手术指征可放疗加量，然后全身化疗。

治疗经过：

2020 年 9 月 30 日开始行精确放疗，同步吉西他滨化疗：吉西他滨 1.6g　d1、d8、d15。靶区：GTV 为 CT 可见胰头病灶，CTV 为 GTV 均匀外扩 5cm。勾画危及器官：小肠、肾、脊髓。考虑患者在 iX 加速器进行放疗，可以给予每日在线图像引导，PTV 为 CTV 上下外扩 8cm，前后左右外扩 5cm。处方剂量为 DT 36Gy/（15 次 • 3 周）。物理师制订放疗计划，采用 IMRT 放疗技术，处方剂量 36Gy 等剂量曲线包绕 99% 体积的靶区 PTV，共设 5 个大野（弧），6MV-X 线。计划按总量 36Gy 评价危及器官受量：左、右肾平均受量 192.1cGy、941.1cGy，肝 Dmean 分别等于 246.7cGy，小肠最大受量 3913cGy，余危及器官剂量均在耐受范围内。最后核定处方剂量 36Gy/（15 次 • 3 周）无误。

2020 年 10 月 20 日更改放疗计划，原计划加照 4 次。处方剂量为 DT 9.6Gy/4 次。采用 IMRT 放疗技术，处方剂量 9.6Gy 等剂量曲线包绕 98.9% 体积的靶区 PTV，共设 5 个大野（弧），6MV-X 线。计划按总量 45.6Gy 评价危及器官受量：小肠最大受量 4956cGy，余危及器官剂量均在耐受范围内。最后核定处方剂量 45.6Gy/19 次无误。

2020 年 10 月 26 同步放化疗结束，治疗期间出现骨髓抑制Ⅱ度，对症治疗后好转。

放疗靶区与计划如病例 16 图 2 所示：

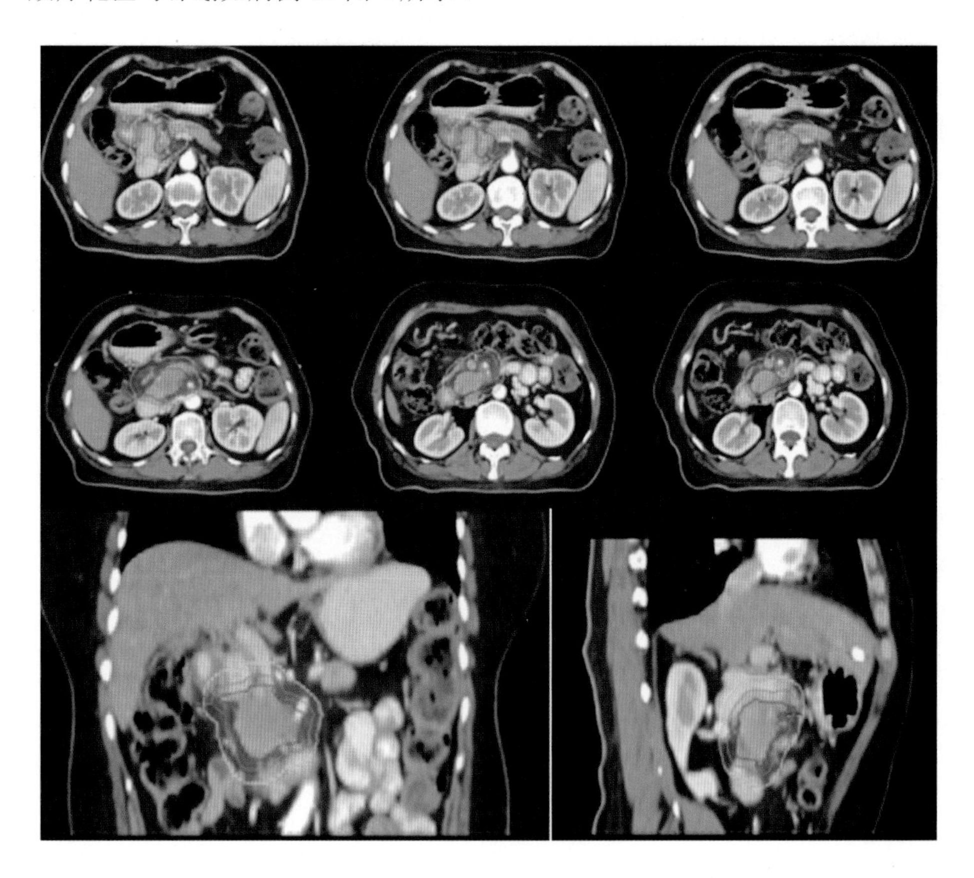

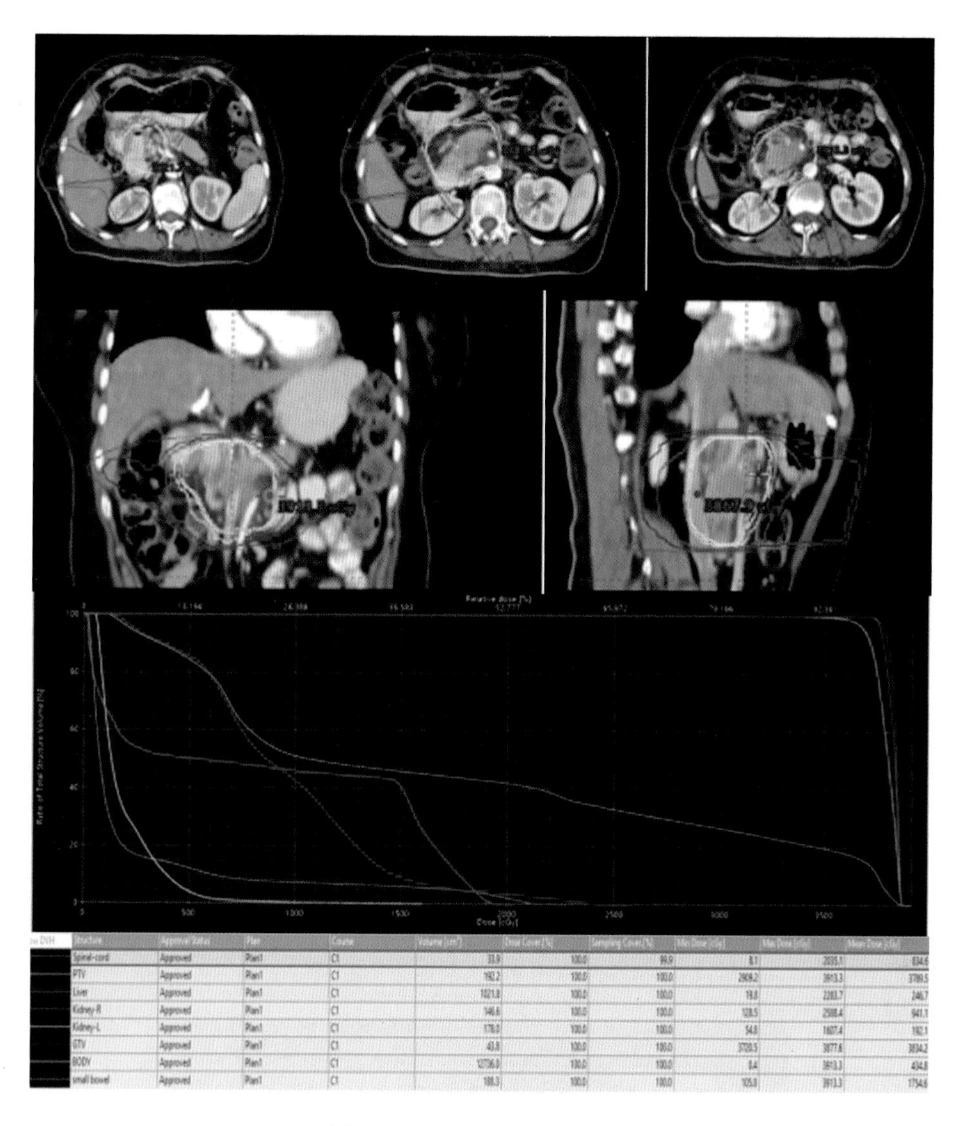

Structure	Approval Status	Plan	Course	Volume [cm³]	Dose Cover [%]	Sampling Cover [%]	Min Dose [cGy]	Max Dose [cGy]	Mean Dose [cGy]
Spinal-cord	Approved	Plan1	C1	33.9	100.0	99.9	8.1	2035.1	834.6
PTV	Approved	Plan1	C1	192.2	100.0	100.0	2909.2	3913.3	3789.5
Liver	Approved	Plan1	C1	1021.8	100.0	100.0	19.8	2283.7	246.7
Kidney-R	Approved	Plan1	C1	146.6	100.0	100.0	128.5	2588.4	941.1
Kidney-L	Approved	Plan1	C1	178.0	100.0	100.0	54.8	1607.4	182.1
GTV	Approved	Plan1	C1	43.8	100.0	100.0	3720.5	3877.6	3834.2
BODY	Approved	Plan1	C1	12736.0	100.0	100.0	8.4	3913.3	434.8
small bowel	Approved	Plan1	C1	188.3	100.0	100.0	105.8	3913.3	1754.6

病例 16 图 2　放疗靶区与计划

诊疗结局：2020 年 11 月 9 日复查 CT（病例 16 图 3）：①胰腺癌治疗后，较前 2020 年 9 月 14 日缩小，胰管扩张，PTCD 术后；②肝右叶囊肿。患者肿瘤标志物（2020 年 10 月 23 日：糖类抗原 CA125　9.75U/ml，糖类抗原 CA19-9　37.70U/ml ↑，糖类抗原 CA72-4　8.7U/ml，癌胚抗原 1.47ng/ml。降至正常范围，CT 示肿瘤较前缩小，疗效评价 PR，治疗有效，继续原多学科会诊方案化疗，2020 年 11 月 13 日、2020 年 12 月 5 日行三、四周期 AG 方案化疗，方案具体为白蛋白紫杉醇 200mg d1、d8 ＋吉西他滨 1.6 d1、d8。

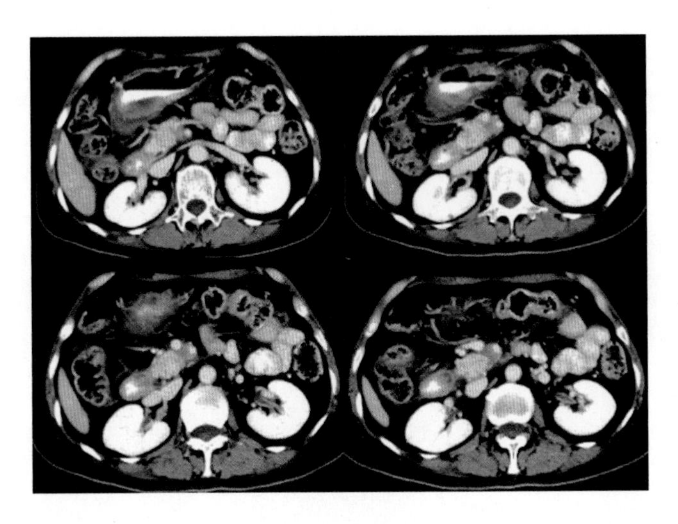

病例 16 图 3 同步放化疗结束后复查 CT（2020 年 11 月 10 日）

2020 年 12 月 28 日 CT 检查：①胰腺癌治疗后，较前 2020 年 11 月 14 日略示好转；②肝右叶囊肿、盆腔扫描未见异常；③右肺上叶磨玻璃结节灶，较前（2020 年 9 月 14 日）变化不著，建议继续观察。

疗效评价为 SD，肝胆外科主任医师会诊：胰腺癌肿瘤包绕侵及肠系膜上动脉，不建议手术治疗，建议继续原方案化疗。

2020 年 12 月 29 日、2021 年 1 月 19 日行两周期化疗，方案具体为白蛋白紫杉醇 200mg d1、d8 ＋吉西他滨 1.6g d1、d8。期间出现Ⅲ度骨髓抑制，对症治疗后好转。

2020 年 12 月 28 日 4 周期化疗结束后复查 CT，如病例 16 图 4 所示：

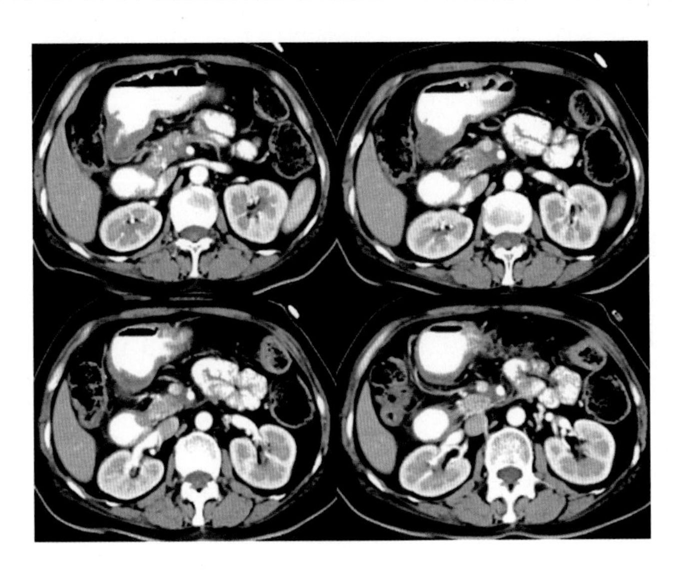

病例 16 图 4 4 周期化疗结束后复查 CT（2020 年 12 月 28 日）

四、诊疗经验

1．患者入院后全面完善相关辅助检查，根据活检病理结果明确病变性质、类型、组织学类型、肿瘤分化程度，腹部增强 CT 明确胰头肿瘤侵犯范围和周围血管受侵情况，进行临床分期。

2．患者胰腺肿瘤与门静脉及脾静脉关系密切，临界可切除，先行新辅助同步放化疗，然后评估手术可能性。

3．患者新辅助治疗后肿瘤明显退缩，但包绕侵及肠系膜上动脉，手术风险大，继续原方案化疗，不建议手术治疗。

4．治疗过程中密切监测患者放化疗不良反应，及时对症处理。全部治疗结束后，需定期随诊。

（朱昆莉　岳金波）

参考文献

[1]Roland CL，Yang AD，Katz MH，et al. Neoadjuvant therapy is associated with a reduced lymph node ratio in patients with potentially resectable pancreatic cancer. Ann Surg Oncol，2015，22（4）：1168-1175.

[2]Varadhachary GR，Wolff RA，Crane CH，et al. Preoperative gemcitabine and cisplatin followed by gemcitabine-based chemoradiation for resectable adenocarcinoma of the pancreatic head. J Clin Oncol，2008，26（26）：3487-3495.

[3]Versteijne E，Van Eijck CH，Punt CJ，et al. Preoperative chemoradiotherapy versus immediate surgery for resectable and borderline resectable pancreatic cancer：results of the Dutch Randomized Phase Ⅲ PREOPANC Trial. J Clin Oncol，2020，PMID：32105518.

[4]Tsai S，Christians KK，George B，et al. A phase II clinical trial of molecular profiled neoadjuvant therapy for localized pancreatic ductal adenocarcinoma. Ann Surg，2018，268（4）：610-619.

病例 17

晚期肾透明细胞癌

一、病历摘要

患者吴 ××，男，66 岁，2020 年 7 月 1 日首次入院。

现病史：患者 2020 年 5 月 15 日无明显诱因出现腰痛、右侧髂骨痛，活动后加重，休息可缓解，疼痛影响睡眠。2020 年 6 月 19 日在济宁医学院附属医院查双肾 CT：①左肾占位性病变，考虑肾癌并周围侵犯并淋巴结转移可能；②右侧竖脊肌、髂肌、局部腰椎椎体、附件及右侧髂骨翼占位性病变，考虑转移瘤；③右肾上腺外侧肢结节，考虑转移瘤可能；⑥腹主动脉局部穿透性溃疡形成可考虑。2020 年 6 月 22 日骨盆 CT：①骨盆、右侧股骨头颈、L_4 椎体及右侧横突多发骨转移，局部软组织肿块形成，以右侧髂骨为著；②右侧髂血管走行区——腹股沟区多发转移淋巴结（院外检查）。入院后行胸、腹、盆腔 CT 检查示：①左肾癌并腹膜后、腰椎旁、左肾周转移、骨转移、双肺转移、双侧叶间胸膜转移；②左侧胸腔积液，左侧胸膜增厚；③右肾囊肿，给予患者 CT 引导下肾占位肿块穿刺活检，病理示：（肾穿刺活检）肾细胞癌，倾向透明细胞癌，核 1 级。免疫组化：CKpan+、Pax-8+、CD10+、Vimentin+、Ki67+5-10%、CD117-、CK7-、TTF-1-、S-100-、Syn-、CgA-。ECT 检查：多发骨转移（图 2）。既往高血压 5 年，未服药。否认糖尿病、脑血管疾病、精神疾病史，否认肝炎、结核等传染史，否认手术、重大外伤、输血史，否认食物、药物过敏史，预防接种史不详。吸烟 50 年，平均 20 支 / 日，饮酒 40 年，以饮用白酒为主，平均 5 两 / 日，已戒酒 2 年。无吸毒史，无疫区、疫情、疫水接触史，无牧区、矿山、高氟区、低碘区居住史，无工业毒物接触史，无冶游史，无家族遗传史。

体格检查：T 36.50℃，P 80 次 / 分，R 20 次 / 分，BP 166/85mmHg，H 165cm，W 65kg，BS 1.76m^2，KPS 70 分，NRS2002 1 分，NRS 4 分，CAPRINI 4。老年男性，营养中等，神志清，精神好。浅表淋巴结未触及肿大，头颅及五官无异常。颈软，无抵抗。双肺呼吸音清，未闻及干湿性啰音或异常呼吸音。心律齐，心音有力，未闻及病理性杂音。全腹无压痛及反跳痛，未扪及明显包块。肝脾肋下未触及。脊柱、四肢及神经系统无异常。

二、入院诊断

1．左肾透明细胞癌（$cT_4N_1M_1$ Ⅳ期，IMDC：高危）双肺转移、多发骨转移。

2．高血压病 1 级。

三、诊疗经过

2020 年 6 月 15 日鄄城县人民医院 CT：符合左侧周围型肺癌（1.5cm×1.2cm）并双肺内及 T_8 椎体、胸骨转移 CT 表现。

2020 年 6 月 19 日济宁医学院附属医院双肾 CT：①左肾占位性病变，考虑肾癌并周围侵犯并淋巴结转移可能；②右侧竖脊肌、髂肌、局部腰椎椎体、附件及右侧髂骨翼占位性病变，考虑转移瘤；③左肾结石；④双肾小囊肿；⑤右肾上腺外侧肢结节，考虑转移瘤可能；⑥腹主动脉局部穿透性溃疡形成可考虑。

2020 年 7 月 2 日白细胞计数 15.33×10^9/L ↑，血红蛋白 116g/L ↓。

2020 年 7 月 2 日生化：白蛋白 34.9g/L，钙 2.58mmol/L。

2020 年 7 月 2 日胃泌素释放肽前体 70.00pg/ml，CEA 4.58ng/ml，NSE 44.80ng/ml。

2020 年 7 月 7 日胸＋上腹 CT 检查结果(病例 17 图 1)：①左肾癌并腹膜后、腰椎旁、左肾周转移、骨转移、双肺转移、双侧叶间胸膜转移；②左侧胸腔积液，左侧胸膜增厚；③右肾囊肿。

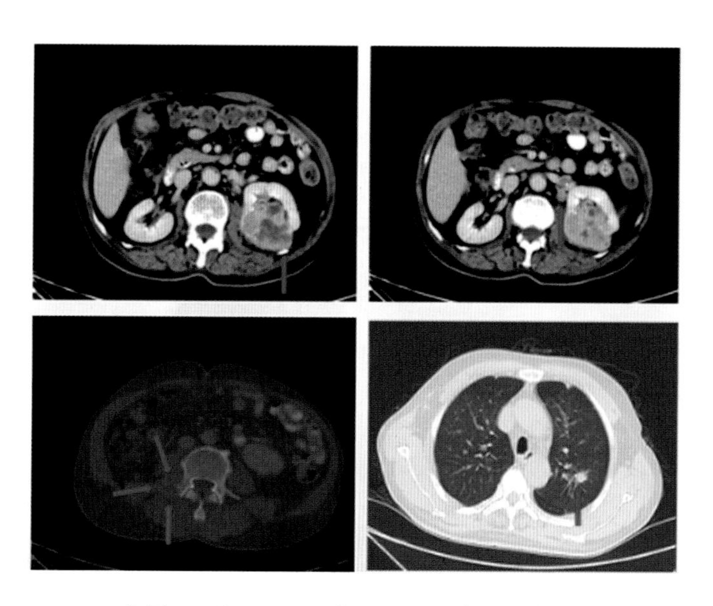

病例 17 图 1　2020 年 7 月 7 日胸 + 上腹 CT

2020 年 7 月 7 日 ECT 检查：多发骨转移（病例 17 图 2）。

2020 年 7 月 8 日活检病理：（肾穿刺活检）肾细胞癌，倾向透明细胞癌，核 1 级。

2020 年 7 月 8 日免疫组化：CKpan+、Pax-8+、CD10+、Vimentin+、Ki67+5-10%、CD117-、CK7-、TTF-1-、S-100-、Syn-、CgA-。

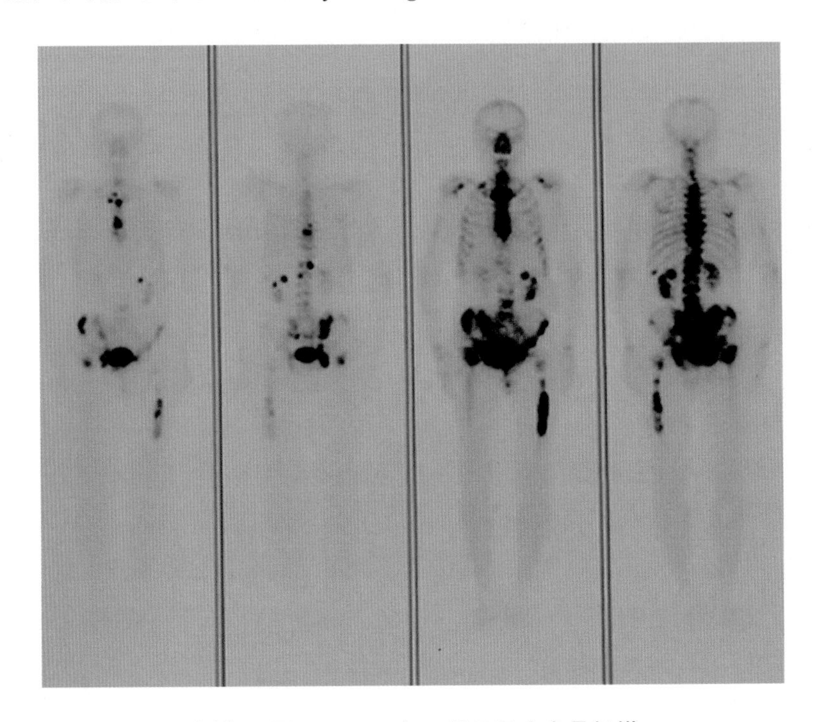

病例 17 图 2　2020 年 7 月 7 日全身骨扫描

提交全院肾癌 MDT 专家组，会诊意见如下：

泌尿外科专家 1：患者肾癌多发转移，无手术指征，可考虑全身治疗并局部放疗减轻疼痛。

泌尿外科专家 2：舒尼替尼靶向治疗合并骨转移灶放疗。

腹部放疗专家 1：患者目前全身多发转移，宜选择舒尼替尼靶向治疗，且腰痛、下肢痛明显，可考虑骨转移灶局部放疗减轻疼痛。

腹部放疗专家 2：舒尼替尼全身靶向治疗，骨盆＋股骨转移灶调强放疗减轻疼痛。

组长意见：晚期肾癌，IMDC 评分：高危，全身舒尼替尼靶向治疗，目前局部疼痛症状明显，骨盆＋股骨转移灶调强放疗减轻疼痛。

总体治疗策略：

全身靶向舒尼替尼＋局部骨转移灶姑息止疼放疗。

奥施康定止疼治疗。

破骨细胞抑制剂治疗。

靶区：GTV 为双侧髂骨及双侧股骨转移灶，30Gy/10 次（病例 17 图 3）。

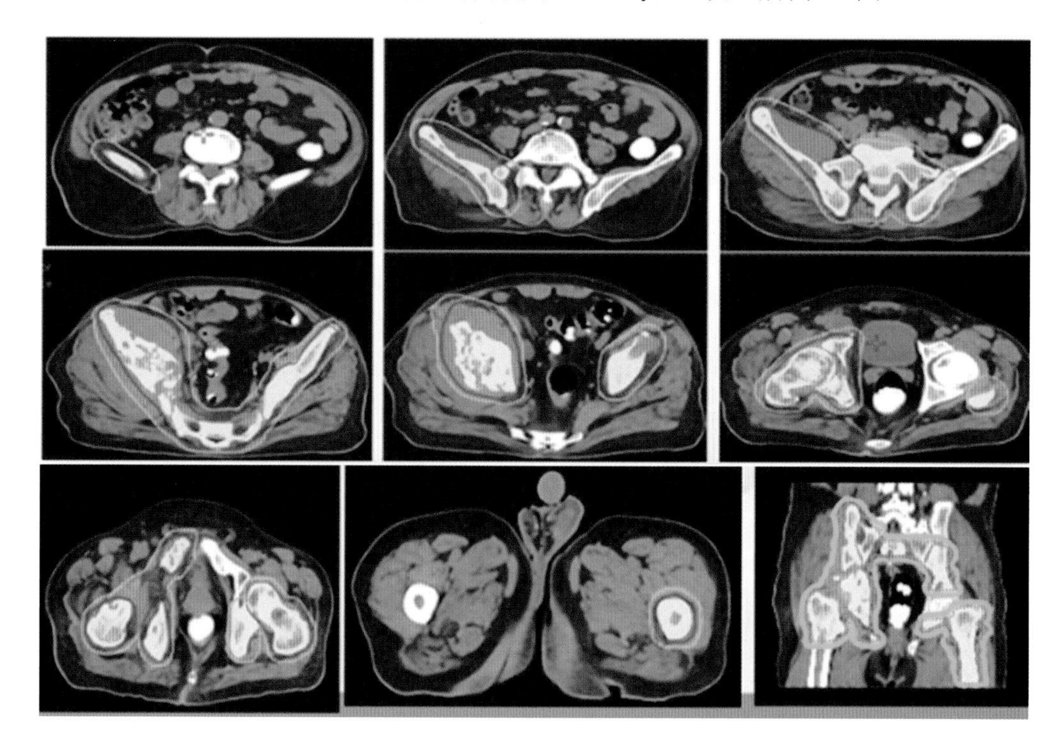

病例 17 图 3 靶区

疗效评价：一般情况较前明显改善，疼痛较前明显减轻。

四、诊疗经验

1. 根据原发肿瘤局部进展情况、区域淋巴结受累情况及有无远处转移决定肾癌的分期。

2. 治疗前进行 IMDC 风险因素分级。根据 IMDC 风险分级确定治疗方案。按患者危险分层决定是否行减瘤性肾切除术，对高危的晚期肾透明细胞癌优选系统治疗。

3. 晚期肾癌全身治疗策略　按照危险度分层从两方面选择：①未经治疗的晚期肾癌靶向药物初始治疗选择；②经 TKI 治疗失败的晚期肾癌靶向药物治疗选择。

4. 局部姑息减症放疗。立体定向放疗（SRT）治疗 TKI 治疗的 mRCC 患者的寡转移病灶，有效的延迟了很多患者改变系统治疗方案的时间。

5. 对于复发转移性肾癌的治疗策略为全病灶覆盖高剂量 SBRT 放射治疗＋免疫治疗＋靶向治疗。

（徐淑慧　冯　瑞　岳金波　王仁本）

参考文献

[1]NCCN Clinical Practice Guidelines in Oncology（NCCN Guidelines®）. Kidney Cancer. Version 2，2021.

[2]Méjean A，et al. N Engl J Med，2018 Jun 3. 23-28.

[3]Motzer RJ，et al. Interferon-alpha as a comparative treatment for ctherapies against advanced renal cell carcinoma. J Clin Oncol，2002，20（1）：289-296.

[4]Heng DY，et al. Prognosticfactors for overall survival in patients wiresults from a large，multicenter study. J Clin Oncol，2009，27（34）：5794-5799.

[5]Bex A，et al. Comparison of Immediate vs Deferred Cytoreductive Nephrectomy in Patients With Synchronous Metastatic Renal Cell Carcinoma Receiving Sunitinib：The SURTIME Randomized Clinical Trial. JAMA Oncol，2019，5（2）：164-170.

[6]Rini B，et al. The effect of sunitinib on primary renal cell carcinoma and facilitation of subsequent surgery. J Urol，2012，187：1548-1554.

病例 18

前列腺癌（一）

一、病历摘要

患者孙 ××，男，67 岁。2020 年 11 月 16 日首次入院。

现病史：患者 2020 年 7 月 13 日查体发现 PSA ＞ 100ng/ml，无尿频、尿急、尿痛，无肉眼血尿，无腰痛。2020 年 7 月 29 日 MRI 检查：前列腺饱满，信号不均，约 3.3cm×4.8cm×3.5cm，所扫双侧髂血管旁示肿大淋巴结，大者短径约 1.4cm。双侧髂骨示结节状长 T_1 长 T_2 信号影，压脂序列、DWI 呈高信号（病例 18 图 1）。2020 年 8 月 7 日在全身麻醉下行腹腔镜前列腺癌根治术，术后病理示：（前列腺）前列腺腺癌，Gleason 分级 4 ＋ 4 ＝ 8。侵犯周围横纹肌，侵犯周围脂肪。未见明确神经及脉管侵犯。（左、右侧）精囊腺及输精管未见癌，术后恢复可。入院后完善检查，盆腔 CT 示：前列腺癌术后改变，未见明显异常。总前列腺特异性抗原 12.600ng/ml ↑，游离前列腺特异性抗原 0.65ng/ml。2020 年 11 月 16 日睾酮 0.07ng/ml ↓。

既往史：否认高血压、心脏病史，否认糖尿病、脑血管疾病、精神疾病史，否认肝炎、结核等传染史，2014 年右侧腹股沟斜疝行右侧腹股沟疝修补术，否认重大外伤、输血史，否认食物、药物过敏史，预防接种史不详。

体格检查：T 36.40℃，P 80 次 / 分，R 20 次 / 分，BP 138/85mmHg，H 167cm，W 63Kg，BS 1.70m^2，KPS 80 分，NRS2002 3 分，NRS 0 分，CAPRINI 3。中年男性，营养中等，神志清，精神好。浅表淋巴结未触及肿大。头颅及五官无异常，颈软，无抵抗。双肺呼吸音清，未闻及干湿性啰音或异常呼吸音。心率 80 次 / 分，心律齐，心音有力，未闻及病理性杂音。全腹无压痛及反跳痛，未扪及明显包块，肝脾肋下未触及。脊柱、四肢及神经系统无异常。

二、入院诊断

1. 前列腺癌术后（$pT_4N_0M_0$ Ⅲ b 期 Gleason 评分 4 ＋ 4 ＝ 8，极高危）。

2．双肾结石。

3．双肾积水。

4．右侧腹股沟斜疝术后。

三、诊疗经验

2020 年 7 月 29 日 MRI 检查：前列腺饱满，信号不均，约 3.3cm×4.8cm×3.5cm，其内信号不均匀呈结节状，左侧周围叶片状段 T_1 长 T_2 信号，DWI 呈等信号。右侧见不规则长 T_1 等 T_2 信号影，边界模糊，压脂序列、DWI 呈略高信号，不均匀强化。所扫双侧髂血管旁示肿大淋巴结，大者短径约 1.4cm。双侧髂骨示结节状长 T_1 长 T_2 信号影，压脂序列、DWI 呈高信号（病例 18 图 1）。

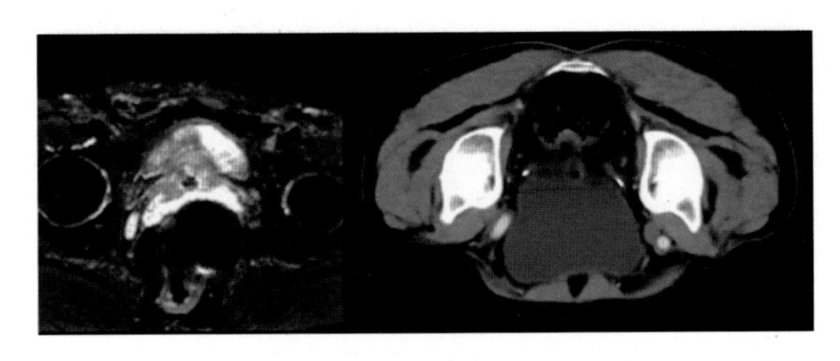

病例 18 图 1　术前前列腺 MRI

2020 年 8 月 10 日术后病理：（前列腺）前列腺腺癌，Gleason 分级 4 + 4 = 8。侵犯周围横纹肌，侵犯周围脂肪。未见明确神经及脉管侵犯。（左、右侧）精囊腺及输精管未见癌。

提交全院前列腺癌 MDT 专家组，会诊意见如下：

泌尿外科专家 1：该患者以 PSA 升高发病，已行前列腺癌根治术，术后病理示：（前列腺）前列腺腺癌，Gleason 分级 4 + 4 = 8。侵犯周围横纹肌，侵犯周围脂肪。未见明确神经及脉管侵犯。（左、右侧）精囊腺及输精管未见癌。目前尿控可，可考虑内分泌治疗，同时局部放疗。

泌尿外科专家 2：患者诊断前列腺癌术后（$pT_4N_0M_0$ Ⅲb 期 Gleason 评分 4 + 4 = 8，极高危），局部分期较晚，具有放疗指证，建议局部放疗，全身内分泌治疗。

腹部放疗专家 1：患者目前诊断明确，局部分期较晚，具有 T4；Gleason 评分 4 + 4 = 8；总 PSA 12.600ng/ml 高危因素，建议术后辅助放疗，靶区包括瘤床及淋巴引流区。

腹部放疗专家 2：结合患者目前前列腺癌术后，具有多项高危因素，建议辅助放疗，同时内分泌治疗。

组长意见：患者有术后辅助性内分泌治疗及术后放疗指征。术后辅助性内分泌治疗：ADT（去势）6 个月或者抗雄激素 24 个月。辅助性放疗为淋巴结引流区＋瘤床。

总体治疗策略：

辅助性放疗＋辅助性内分泌治疗。

靶区：CTVp：瘤床；CTVn ＝髂外淋巴结、髂内淋巴结、闭孔淋巴结、骶前淋巴结（S1-3 水平）；PTV ＝各 CTV 均匀外扩 0.5cm（后方为 0.3cm）。

剂量：盆腔区域淋巴结 50Gy/（25f・5w）；局部推量至 64Gy/（32f・6.4w）。

同步口服比卡鲁胺内分泌治疗，靶区勾画见病例 18 图 2。

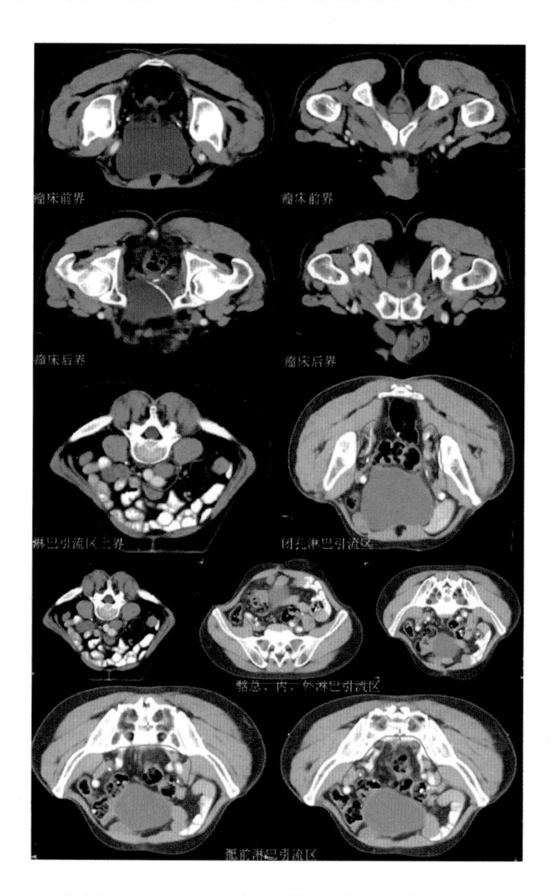

病例 18 图 2　瘤床及淋巴引流区靶区勾画

疗效评价：2020 年 12 月 15 日总前列腺特异性抗原 1.320ng/ml，游离前列腺特异性抗原 0.08ng/ml，睾酮＜ 0.03ng/ml，较前明显下降。

四、诊疗经验

前列腺术后放疗包括辅助放疗和挽救性放疗，何时进行辅助放疗，何时进行挽救性放疗，建议：①挽救性放疗，需要在较低的生化复发给予（PSA 约 0.2ng/ml），此时挽救＝辅助；②挽救性放疗可应用于淋巴结阴性无多个高危因素的患者（如，Gleason 评分 8 ～ 10，pT3b），对于高复发风险患者，可以给予术后辅助放疗；③需要密切随访，如果做不到，仍可选择术后辅助放疗，因为如果挽救性放疗给予较晚会导致比术后辅助放疗更差的预后；④对于前列腺癌术后患者，密切随访，监测 PSA，PSA ≥ 0.2ng/ml，要立即给予放疗；对于具有多个复发风险高的患者，如淋巴结阳性、Gleason 评分 8 ～ 10、pT3b，可以给予术后辅助放疗。

（徐淑慧　冯　瑞　岳金波　王仁本）

参考文献

[1]Sophie robin，MD1，Marjory Jolicoeur，MD2，Samuel Palumbo，MD3，prostate ben delineation guidelines for postoperative radiotherapy，on behalf of the gfru（francophone group of urological radiotherapy）. International Journal of Radiation Oncology Biology Physics. November 2020.

[2]Amzalag G，Rager O，Tabouret-Viaud C，et al. Target definition in salvage radiotherapy for recurrent prostate cancer：The role of advanced molecular imaging. Front Oncol，2016，6：73.

[3]Bhargava P，Ravizzini G，Chapin BF，et al. Imaging biochemical recurrence after prostatectomy：Where are we headed ？ AJR，2020，214：1248-1258.

[4]Achard V，Lamanna G，Denis A，et al. Recurrent prostate cancer after radical prostatectomy：restaging performance of 18F-choline hybrid PET/MRI. Med Oncol，2019，36：67.

[5]Barkati M，Simard D，Taussky D，et al. Magnetic resonance imaging for prostate bed radiotherapy planning：An inter-and intra-observer variability study. J Med Imaging Radiat Oncol，2016，60：255-259.

病例 19

前列腺癌（二）

一、病历摘要

患者杨 ××，男，57 岁，2020 年 10 月 20 日首次入院。

现病史：患者因“尿频、血尿、排尿困难 5 个月”2020 年 7 月就诊于济宁市第一人民医院，查“PSA ＞ 100ng/ml”，行前列腺穿刺活检病理：腺泡腺癌，Gleason 评分 4 ＋ 4 ＝ 8 分。行前列腺 MR 检查：①符合前列腺癌累及精囊、膀胱并盆腔淋巴结转移 MR 表现；②前列腺增生。行内分泌治疗，口服比卡鲁胺 50mg　2 次 / 天　1 个月，后改阿比特龙 1 个月余，用药期间因查血肝生化转氨酶升高口服有间断（具体不详），后又改为比卡鲁胺抗雄激素治疗，并应用戈舍瑞林 3.6mg/28 天治疗 3 次。患者尿频、尿急、排尿困难症状缓解。2020 年 10 月 11 日于济宁医学院附属医院复查 PSA　0.12ng/ml。查前列腺 MRI：结合临床，符合前列腺肿瘤治疗后复查所见；盆腔及双侧腹股沟区多发增大淋巴结，建议随诊复查。ECT 检查未见明显异常。患者为行进一步诊治来我院就诊，入院后 2020 年 10 月 27 日 CT 检查示：①结合病史，前列腺癌治疗后改变（病例 19 图 1）；盆腔淋巴结肿大，考虑转移，建议观察（病例 19 图 2）；②肝囊肿、胆囊结石并胆囊炎症、右肾囊肿；③双肺少许纤维灶；左肺上叶小类结节，建议观察；④部分椎体骨质改变。个人史：无吸烟史，无饮酒嗜好。

体格检查：T　36.2℃，P　76 次 / 分，R　19 次 / 分，BP　123/81mmHg，KPS　90 分，营养评分 1 分。全身皮肤黏膜无黄染，全身浅表淋巴结无肿大。双肺呼吸音清晰，未闻及明显干湿性啰音。心律齐，各瓣膜听诊区未闻及杂音。右下腹见 2 条长约 5cm 手术瘢痕，愈合良好。腹软平坦，无压痛、反跳痛，腹部无包块。肝脏未触及，脾脏未触及，Murphy 氏征阴性，肾区无叩击痛，无移动性浊音。

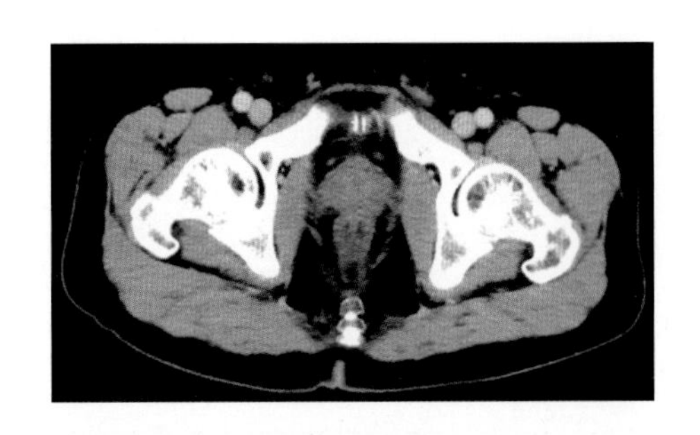

病例 19 图 1　我院入院 CT

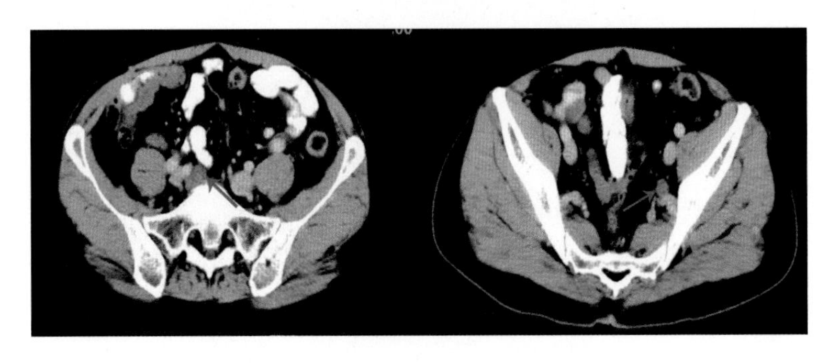

病例 19 图 2　我院入院 CT 盆腔淋巴结转移

二、入院诊断

前列腺癌（$cT_4N_1M_0$ ⅣA 期 Gleason 评分 4 ＋ 4 ＝ 8 分）。

三、诊疗经过

提交全院泌尿系肿瘤 MDT 专家组，会诊意见如下：

泌尿外科专家 1：患者前列腺癌盆腔淋巴结转移，盆腔转移淋巴结位置较高，建议行根治性放疗＋ ADT。

泌尿外科专家 2：根据上述患者病情及临床资料，患者为前列腺癌 $cT_4N_1M_0$ ⅣA 期，可行根治性手术＋辅助放疗＋ ADT 或放疗＋ ADT。

少见肿瘤科专家：建议行放射治疗＋ ADT 或 ADT 加新型内分泌治疗 2 ～ 3 年。

腹部放疗专家：患者为区域淋巴结转移的前列腺癌，建议放疗＋内分泌治疗。

组长意见：患者为前列腺癌，区域淋巴结转移，病变相对局限，建议行放射治疗，继续 ADT ＋抗雄激素治疗。

患者继续行内分泌治疗。2020 年 11 月 2 日开始给予 TOMO（螺旋断层放射治疗），采用 SIB（同步加量），以前列腺、精囊及闭孔、髂内、髂外、髂总、骶前淋巴引流区为 CTV，外扩 5mm 为 PTV，95% 等剂量曲线包绕 PTV，处方剂量 180cGy/ 次，总量 5040cGy/28 次，1 次 / 日，5 次 / 周。以前列腺精囊为 GTV1（图 4），外扩 5mm（后界为 3mm）为 PGTV1，处方剂量 250cGy/ 次，总量 7000cGy/28 次，1 次 / 日，5 次 / 周。以盆腔转移淋巴结为 GTV2（图 5），外扩 5mm 为 PGTV2，处方剂量 220cGy/ 次，总量 6160cGy/28 次，1 次 / 日，5 次 / 周。2020 年 12 月 1 日查总前列腺特异性抗原 0.076ng/ml，睾酮＜ 0.03ng/ml。2020 年 12 月 16 日顺利出院。

前列腺靶区、盆腔淋巴结靶区 GTV2 如病例 19 图 3、病例 19 图 4 所示：

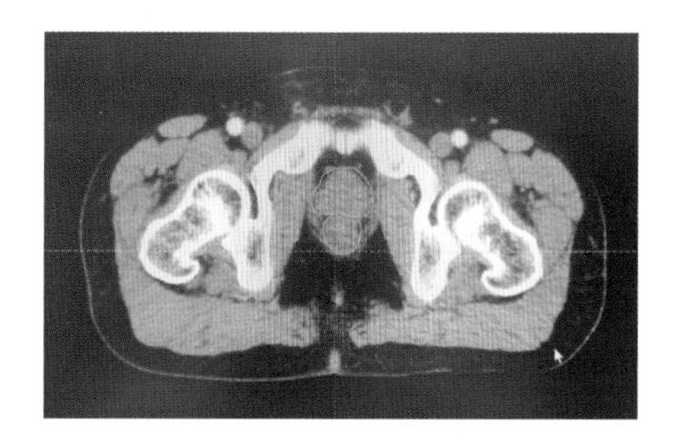

病例 19 图 3　前列腺靶区

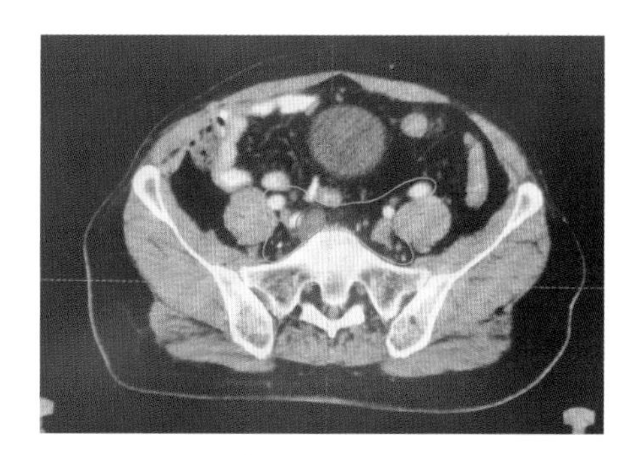

病例 19 图 4　盆腔淋巴结靶区 GTV2

患者出院后于当地医院复查 PSA 继续下降。2021 年 4 月 27 日第二次入院，复查总前列腺特异性抗原＜ 0.006ng/ml，睾酮＜ 0.03ng/ml。盆腔 MR 检查提示（病例 19 图 5）：结合病史，前列腺癌治疗后改变。盆腔淋巴结较前略缩小，DWI 未见高信号。胸腹部 CT 未见明显异常。

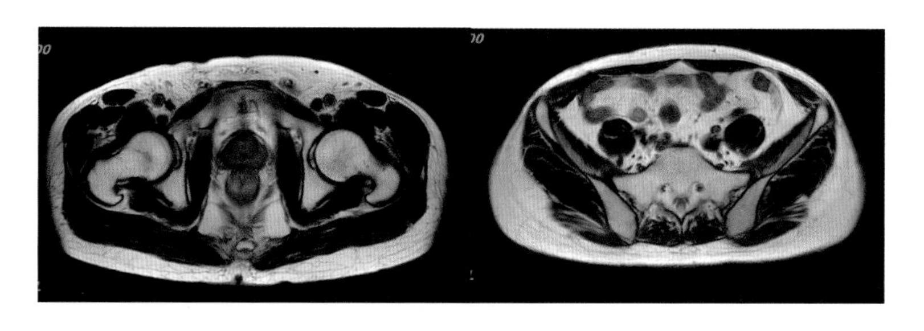

病例 19 图 5　2021 年 4 月 27 日我院复查 MRI

四、诊疗经验

该例患者为前列腺癌（$cT_4N_1M_0$ ⅣA 期 Gleason 评分 4 + 4 = 8 分），属于区域淋巴转移的前列腺癌。依据 NCCN 指南 2020 版，建议行外放射治疗＋ ADT，或外放射治疗＋ ADT ＋阿比特龙，或 ADT ＋阿比特龙。根据 CSCO 前列腺癌诊疗指南 2020 版，建议行前列腺癌根治术＋盆腔淋巴结清扫，辅助 ADT ＋外放疗，或 ADT（2 ～ 3 年）＋放射治疗。该患者多发盆腔淋巴结转移，且 1 枚位置较高，位于右侧髂动脉分叉处，位置较高。泌尿组 MDT 专家们经过反复讨论后，本着遵循指南并治疗个体化的原则，最终形成的专家组意见为放射治疗＋ ADT，因患者前期于外院曾应用阿比特龙后出现肝功能损伤停药，后更换回比卡鲁胺，患者激素治疗敏感，继续戈舍瑞林联合比卡鲁胺内分泌治疗。后续治疗过程顺利，近期疗效满意。未发现 2 级以上的放射性肠炎、膀胱炎等不良反应。

（李　佳　李明焕）

参考文献

[1]NCCN Clinical Practice Guidelines in Oncology（NCCN Guidelines®）. Prostate Cancer，Version2.2020.

[2] 中国临床肿瘤协会 . 前列腺癌诊疗指南 2020. 北京：人民卫生出版社，2020：51-52.

病例 20

局部晚期前列腺癌

一、病历摘要

患者李 ××，男性，81 岁，2021 年 3 月 11 日首次入院。

现病史：患者 2020 年 8 月 12 日查体发现：总前列腺特异性抗原 109.200ng/ml。未行其他检查和治疗。于 2021 年 2 月 27 日因“头晕、胸闷”于菏泽医学专科学校附属医院治疗，2021 年 2 月 28 日 TPSA 100μg/L。2021 年 3 月 2 日盆腔 MRI 检查：前列腺增大，以中央腺体为主，中央带、外周带分界欠清，其内信号欠均匀，DWI 呈混杂高信号，ADC 呈混杂低信号。结果示：①前列腺形态不规则增大并异常信号，首先考虑增生并占位，请结合临床查体及实验室检查，必要时进一步穿刺活检。2021 年 3 月 11 日患者入我院后完善辅助检查，行院外影像学会诊检查提示：①前列腺增大并异常信号，考虑增生并占位，请结合临床查体及实验室检查，必要时进一步穿刺活检，转入泌尿外科后行前列腺穿刺。2021 年 3 月 17 日行穿刺组织活检诊断检查提示：（前列腺穿刺活检 1 ～ 2，4 ～ 12）前列腺腺癌（Gleason 分级：4 ＋ 4 ＝ 8）。（前列腺穿刺活检 3）为肌肉组织。为进一步治疗转入我科，自患病以来，患者精神、饮食、睡眠可，大小便正常，近 3 个月体重下降 5kg。

既往史：否认高血压、心脏病史，否认糖尿病、脑血管疾病、精神疾病史，否认肝炎、结核等传染史，否认重大外伤、输血史，否认食物、药物过敏史，预防接种史不详。

体格检查：T 36.5℃，P 72 次 / 分，R 18 次 / 分，BP 139/72mmHg，H 170.0cm，W 74.0kg，BS 1.83m^2，KPS 80 分，NRS2002 2 分，NRS 0 分，CAPRINI 4。营养中等，神志清，精神好。浅表淋巴结未触及肿大。头颅及五官无异常。颈软，无抵抗。双肺呼吸音清，未闻及干湿性啰音或异常呼吸音。心律齐，心音有力，未闻及病理性杂音。全腹无压痛及反跳痛，未扪及明显包块。肝脾肋下未触及。脊柱、四肢及神经系统无异常。

二、入院诊断

前列腺恶性肿瘤（腺癌 $cT_3bN_0M_0$ III B 期 Gleason 分级：4 + 4 = 8，极高危）。

三、诊疗经过

2021 年 2 月 28 日菏泽医学专科学校附属医院：TPSA + NSE：TPSA 100μg/L，NSE 14.33μg/L。

2021 年 3 月 2 日菏泽医学专科学校附属医院：盆腔 MRI：前列腺增大，以中央腺体为主，中央带、外周带分界欠清，其内信号欠均匀，DWI 呈混杂高信号，ADC 呈混杂低信号。诊断：①前列腺形态不规则增大并异常信号，首先考虑增生并占位，请结合临床查体及实验室检查，必要时进一步穿刺活检。

2021 年 3 月 17 日穿刺组织活检：（前列腺穿刺活检 1 ～ 2，4 ～ 12）前列腺腺癌（Gleason 分级：4 + 4 = 8）。前列腺穿刺活检 3 为肌肉组织，见病例 20 图 1。

肉眼所见：
前列腺穿刺活检1 - 12。

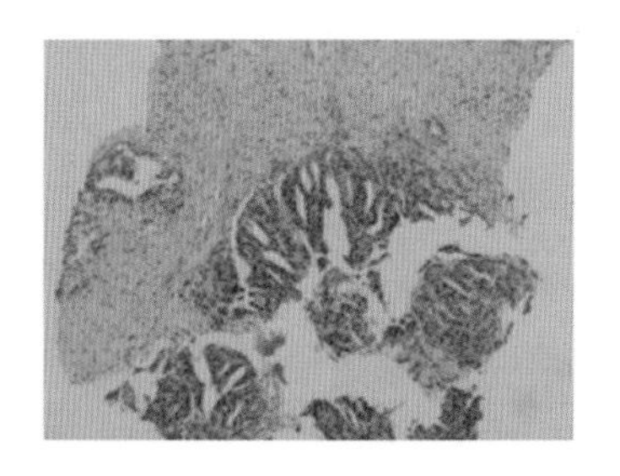

病理诊断：
（前列腺穿刺活检1 - 2，4 - 12）前列腺腺癌（Gleason分级：4+4=8）。
（前列腺穿刺活检3）为肌肉组织。

病例 20 图 1　前列腺穿刺活检

提交全院前列腺癌 MDT 专家组，会诊意见如下：

泌尿外科专家 1：该患者以 PSA 升高发病，目前诊断明确，诊断局部晚期前列腺癌（极高危），考虑患者年龄较大，可根据患者意愿行手术治疗或根治性放疗。

泌尿外科专家 2：患者诊断：局部晚期前列腺癌（极高危），考虑患者年龄较大，建议根治性放疗，全身内分泌治疗。

腹部放疗专家 1：根据患者目前影像检查及病理检查，前列腺癌诊断明确，根据目前检查结果及 CSCO 指南推荐，宜行放疗及内分泌治疗。

腹部放疗专家 2：患者目前诊断明确，最高总前列腺特异性抗原 109.200ng/ml，侵犯精囊腺，Gleason 分级 4 ＋ 4 ＝ 8，诊断局部晚期前列腺癌（极高危），建议根治性放疗，靶区包括前列腺原发灶，考虑患者年龄较大，建议不进行淋巴引流区预防性放疗。

组长意见：患者目前诊断明确，最高总前列腺特异性抗原 109.200ng/ml，侵犯精囊腺，Gleason 分级 4 ＋ 4 ＝ 8，诊断局部晚期前列腺癌（极高危）。考虑患者年龄较大，建议根治性放疗，靶区仅包括前列腺原发灶，不建议淋巴引流区预防性放疗。ADT 内分泌治疗（比卡鲁胺＋戈舍瑞林）18 ～ 36 个月。

总体治疗策略：根治性放疗（原发灶）＋ ADT 内分泌治疗（比卡鲁胺＋戈舍瑞林）。

靶区：GTV 为前列腺及精囊腺，外扩 0.3cm 形成 PTV。勾画危机器官：膀胱、直肠、双肾、脊髓。处方剂量：3Gy/（20 次・4 周）（病例 20 图 2）。

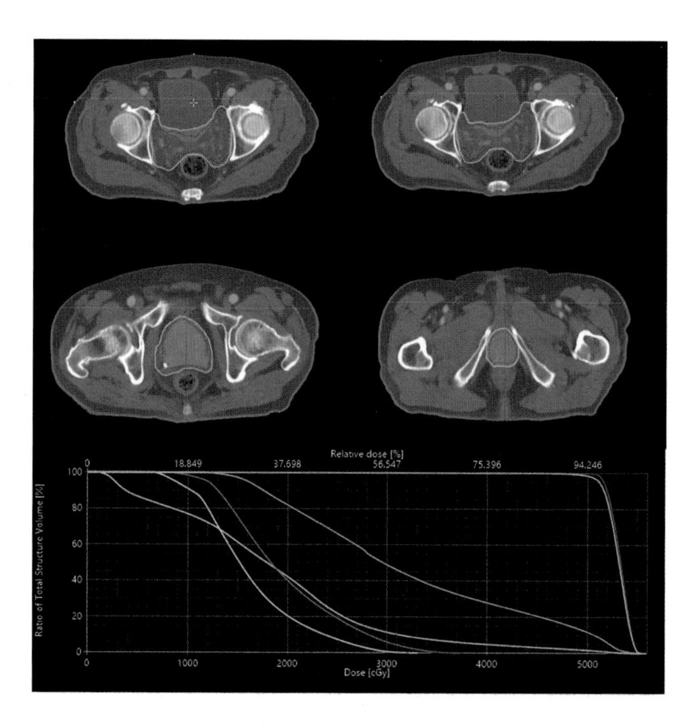

病例 20 图 2　靶区

比卡鲁胺＋戈舍瑞林内分泌治疗。

疗效评价：2021 年 4 月 21 日总前列腺特异性抗原 0.320（ng/ml），游离前列腺特异性抗原 0.08（ng/mL），睾酮＜ 0.03（ng/ml），较前明显下降。

四、诊疗经验

1. 前列腺癌危险度分级（极低危、低危、预后好的中危、预后差的中危、高危、极高危），治疗原则不同，内分泌治疗不同。

2. 局部晚期前列腺癌治疗策略　根治性放疗（原发灶）＋ ADT 内分泌治疗（比卡鲁胺＋戈舍瑞林）。

3. 前列腺放疗的分割模式（常用的分割模式：2Gy×37 次或 3Gy×20 次）。

4. ADT 治疗时间　高危：1.5 ～ 3 年 ADT 治疗。

5. 定位　MRI 扫描：采用大孔径 MRI 平扫＋强化，范围同 CT 扫描，图像融合：将定位 CT 及 MRI 进行图像融合。

6. 靶区　包括前列腺、精囊腺、盆腔淋巴结引流区。局限低危：前列腺，局限中危：前列腺＋精囊腺 1.4cm，局限高危：前列腺＋精囊腺 2.2cm。若精囊腺受侵，则包全精囊腺，若盆腔淋巴结转移或转移风险高，需预防性照射盆腔淋巴结引流区。

（徐淑慧　冯　瑞　岳金波　王仁本）

参考文献

[1]Salembier C，et al.ESTRO ACROP consensus guideline on CT- and MRI-based target volume delineation for primary radiation therapy of localized prostate cancer.Radiother Oncol，2018，127（1）：49-61.

[2]RoachM，MoughanJ，LawtonCAF，et al.Sequence of hormonal therapy and radiotherapy field size in unfavourable，localised prostate cancer（NRG/RTOG9413）long-term results of a randomised，phase 3 trial.Lancet Oncol，2018，19：1504-1515.

[3]MurthyV，MaitreP，BhatiaJ，et al.Late toxicity and quality of life with prostate only or whole pelvic radiation therapy in high risk prostate cancer（POP-RT）：A randomised trial.Radiother Oncol，2020，145：71-80.

[4]Sanda MG，Cadeddu JA，Kirkby E，et al.Clinically localized prostate cancer：AUA/ASTRO/SUO guide line.Part Ⅱ：Recommended approaches and details of specific care options.JUrol，2018，199：990-997.

[5]Xie W，Regan MM，Buyse M，et al.Metastasis free survival is a strong surrogate of overall survival in localized prostate cancer.JClin

Onco，2017，135：3097-3104.

[6]Bekelman JE，Rumble RB，Chen RC，etal.Clinically localized prostate cancer：ASCO clinical practice guideline endorsement of an American Urological Association/American Societyfor Radiation Oncology/Society of Urologic Oncology guideline.JClin Onco，2018，136：3251-3258.

病例 21

双子宫畸形、单肾缺如合并宫颈腺癌

一、病历摘要

患者田 ××，女，49 岁，2021 年 7 月 22 日首次入院。

患者入院前 2 个月（2021 年 5 月）出现不规则阴道流血，量少，无腹痛、发热等不适。后行体检 HPV18（+）；查 TCT“非典型腺细胞（AGC-NOS）”。2021 年 7 月在当地医院行病理活检示：（子宫颈左）子宫颈黏膜慢性炎。（子宫颈右）子宫颈腺癌，周围鳞状上皮呈高级别上皮内病变 HSIL（CINII 级）；免疫组化结果：Ki-67（+，约 80%），P16（+），Bcl-2（灶 +），ER（-），PR（-），Vimentin（-），P53（+，65%）。来我院就诊，门诊以“宫颈癌”收入我科。患者自发病以来，神志清楚，精神可，饮食睡眠可，大小便未见异常，体重较前未见明显减轻。

既往史：6 年前体检发现右肾先天缺如。30 年前行单侧卵巢切除术，具体情况不详。月经婚育史：15 岁初潮，月经不规律，经量中等，无血块，有痛经。白带正常，无异味。适龄结婚，G2P1L1A1，配偶及 1 女体健。

妇科检查：外阴发育正常，无充血，无糜烂，无溃疡。尿道口：无充血，无糜烂，无溃疡。阴道扩张性可，可见双宫颈。左侧宫颈光滑，无糜烂。右侧宫颈直径增粗，表面呈菜花样，大小约 6cm×5.5cm，受侵范围延续至阴道穹窿及阴道右后侧壁上 1/3。触血阳性。子宫体：双侧宫体前位，大小正常，压痛无，活动差。双侧附件区未扪及包块。左侧宫旁：无增厚，弹性好。右侧宫旁：增厚，未及盆壁，间隙狭窄，弹性稍差。肛诊：直肠黏膜光滑，指套退指染血阴性。

二、入院诊断

1. 子宫颈癌（右侧宫颈腺癌 II B 期）。
2. 双子宫（双子宫、双宫颈畸形）。
3. 单侧肾缺如（右侧）。

4．单侧卵巢切除术后状态（右侧）。

三、诊疗经过

入院后行 CT 示：盆腔内见两个子宫，右侧宫颈增粗，增强呈不均匀强化。双侧子宫肌层内见软组织结节影。膀胱充盈可，壁不厚；盆腔内未见明显肿大淋巴结。右肾未见明确显示，左肾见低密度灶，边缘清楚，无强化。余腹腔脏器未见明显异常，腹腔腹膜后未见明显肿大淋巴结。双肺野清晰，未见明显占位性病变，段及段以上气管通畅，纵隔内未见确切肿大淋巴结。口咽、喉及下咽未见异常。双侧颈部肌间隙清晰，未见肿大淋巴结影。检查印象：①双子宫畸形，右侧宫颈癌；②双子宫多发子宫肌瘤；③右肾未见明确显示，请结合临床；④左肾小囊肿。

盆腔 MRI 示：盆腔内见两个子宫，右侧宫颈体积增大，增强呈不均匀强化，增强呈不均匀强化；T_1WI 呈等信号，T_2WI 呈略高信号，结合带不完整，浆膜面不光滑，向下累及阴道。双侧子宫肌层见多发结节样短 T_2 信号，边界较清楚。膀胱充盈可，壁不厚；盆腔内未见明显肿大淋巴结。检查印象：①双子宫畸形，右侧宫颈癌累及阴道；②双子宫多发子宫肌瘤。

治疗前 CT 及 MRI 图像，显示双子宫畸形并右侧宫颈癌，如病例 21 图 1 所示。

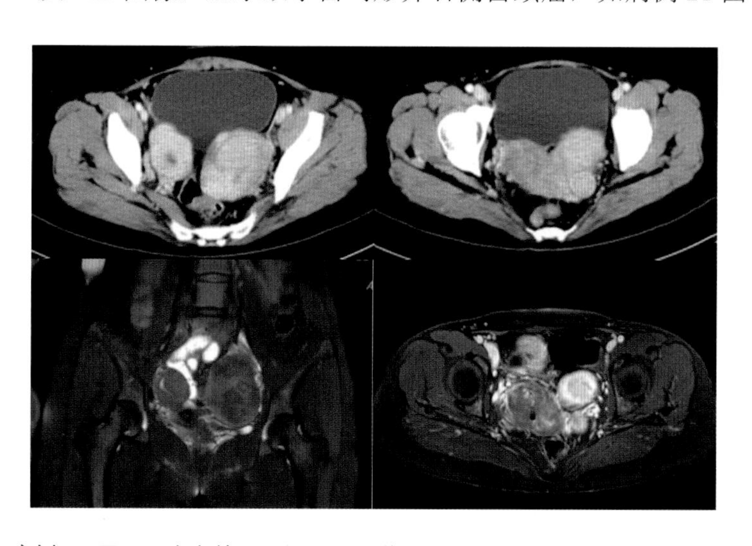

病例 21 图 1　治疗前 CT 及 MRI 图像，显示双子宫畸形并右侧宫颈癌

左侧宫颈搔刮＋内膜诊刮术病理：（宫颈管及内膜组织）主要为渗出组织，少许颈管内膜及子宫内膜组织。

多学科会诊：

妇瘤科专家 1：患者存在双子宫畸形及单肾畸形，在此基础上发生宫颈腺癌，分期为Ⅱ B 期。右侧宫旁受侵，与盆壁间隙狭窄，直接切除有一定难度，但新辅助治疗后有切除可能。

放疗科专家：患者为Ⅱ B 期宫颈癌，常规治疗首选放化疗。但该患者为双子宫，妇科检查发现患侧宫颈向患侧偏移严重，位置相对固定，预计在近距离治疗过程中，难以达到良好的剂量分布，可考虑新辅助治疗后评估手术可能。

妇瘤科专家 2：考虑患者单肾畸形，新辅助化疗可采取单药紫杉类化疗，以尽可能减少肾毒性。

2021 年 7 月至 8 月给予单药 T 静脉化疗 2 周期。近距离治疗：192Ir 源三管（宫腔管＋双侧穹窿管）施源器近距离放疗 A 点 10Gy/2f。

2021 年 9 月妇科检查:外阴发育正常,阴道通畅。尿道口:无充血,无糜烂,无溃疡,可见双宫颈。左侧宫颈光滑，无糜烂。右侧宫颈肿物较前明显缩小，宫颈及阴道上段仍可见糜烂，触血阴性。子宫体：双侧宫体前位，大小正常，压痛无，活动差。双侧附件区未扪及包块。左侧宫旁：无增厚，弹性好。右侧宫旁：略增厚，弹性可。肛诊：直肠黏膜光滑，指套退指染血阴性。

考虑新辅助治疗后局部病灶符合手术条件,因此排除手术禁忌后,于全麻下行“广泛子宫＋双附件切除术＋盆腔淋巴结切除术＋腹主动脉旁淋巴结切除术”。术后病理：（双子宫＋双附件）右侧宫颈查见数个异型腺体，结合临床病史，考虑为腺癌治疗后改变。左侧宫颈慢性炎症。左、右宫旁及阴道残端未见癌。区域淋巴结状态：左、右盆腔（0/12、0/9）、腹主动脉旁淋巴结（脂肪结缔组织）。子宫内膜未见癌。子宫多发性腺肌瘤。（左、右）卵巢、输卵管组织未见癌。

术后大体标本及肿瘤剖开面观如病例 21 图 2 所示，术后病理见病例 21 图 3。

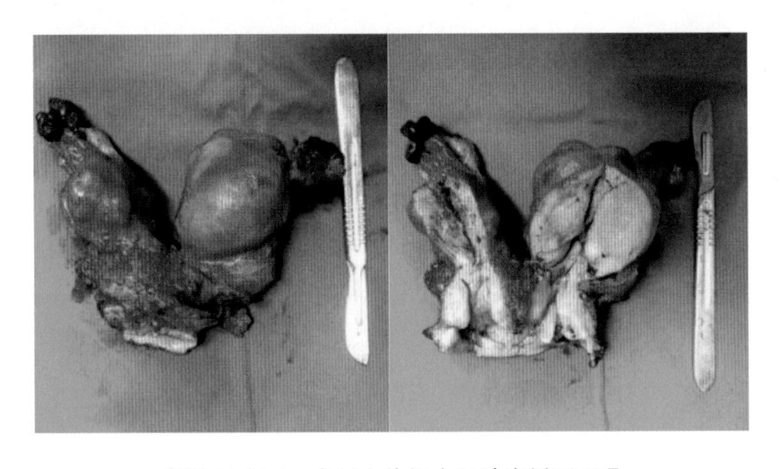

病例 21 图 2　术后大体标本及肿瘤剖开面观

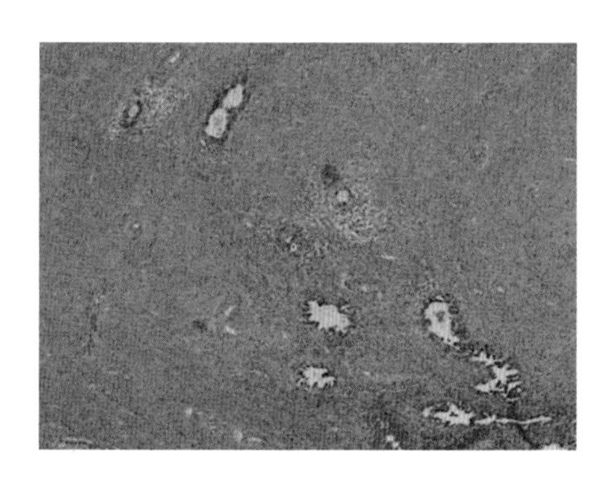

病例 21 图 3 术后病理

四、诊疗经验

该患者为双子宫和单肾畸形，在治疗方案制订上有一定难度。术前活检病理为 HPV 相关性腺癌，增殖指数高。文献报道，伴有双子宫畸形的局部晚期宫颈癌可以采取放化疗。但本例患者在多学科会诊的基础上，考虑因解剖异常易导致近距离治疗剂量分布不佳，因此治疗方案为新辅助治疗后评估手术可能性。考虑患者单肾畸形，新辅助化疗采用单药紫杉类化疗。经过 2 周期单药化疗和 2 次近距离治疗后，手术病理发现病变达病理完全缓解，取得了满意的治疗效果。因此，尽管大部分宫颈腺癌对放化疗敏感性差，但仍有部分 HPV 相关性腺癌对放化疗呈现高度敏感。临床治疗方案设计中应针对患者肿瘤局部情况、全身情况、病理类型等各个方面制定合理的个体化治疗方案。

（谢鹏　郭秋芬　陈金龙　刘乃富）

参考文献

[1]Lei C，Huang M，Li N，et al.Intensity-modulated radiotherapy combined with intracavitary brachytherapy for locally advanced cervical cancer with uterus didelphys.Gynecol Oncol Rep，2021，36：100724.

[2]Kaneyasu Y，Koh I，Fujiwara H，et al.Concurrent chemoradiotherapy for locally advanced squamous cell carcinoma of the cervix in a uterus didelphys with vaginal septum.J Contemp Brachytherapy，2019，11（2）：180-188.

[3]Kusunoki S，Huang KG，Magno A.Laparoscopic en bloc resection of a para-cervical cancer with OHVIRA syndrome.Taiwan J Obstet Gynecol，2018，

57（1）：141-143.

[4]Cordoba A，Escande A，Comte P，et al.Locally advanced adenocarcinoma of the cervix on uterus didelphys：a case report.J Contemp Brachytherapy，2017，9（1）：71-76.

[5]Sugimori H，Hachisuga T，Nakamura S，et al.Cervical cancers in uterus didelphys.Gynecol Oncol，1990，36（3）：439-443.

病例 22

膀胱癌

一、病历摘要

患者王 ××，男，87 岁。2020 年 5 月 25 日第二次入院。

现病史：患 2010 年 12 月 27 日患者因“肉眼血尿 7 天，膀胱镜检查发现膀胱肿物 3 天”第一次入我院。2010 年 12 月 24 日膀胱镜：膀胱顶壁大部分及部分前壁、部分右侧壁可见膀胱黏膜呈绒毯状突起，并可见多处菜花样肿瘤，直径 0.5 ～ 1.5cm 大小。2010 年 12 月 25 日膀胱肿物病理：移行细胞癌 I 级。2011 年 1 月 5 日在硬膜外麻醉下行“膀胱部分切除术”。2011 年 1 月 8 日术后病理：（膀胱后壁肿物 1）低级别尿路上皮癌，侵犯固有肌层。（膀胱后壁肿物 2、3 及右侧壁肿物）低级别非浸润性尿路上皮癌。术后给予膀胱灌注（具体不详）。

2019 年 12 月前无明显诱因出现双下肢乏力。2020 年 4 月感乏力加重，睡眠较差。2020 年 5 月就诊于当地医院心内科，予以对症治疗（具体不详），睡眠较前好转，乏力未见明显好转。偶见肉眼血尿，查尿常规示：尿红细胞（+++）。后行 CT 检查示膀胱占位性病变，患者尿频、尿急明显，肉眼血尿，夜尿 10 次，排尿费力感，无尿痛，为行进一步诊疗来我院就诊。入院后 2020 年 5 月 26 日 CT 检查：①膀胱右侧壁结节，结合病史，考虑复发或转移不除外累及前列腺；②胆囊结石；③双肺间质性纤维化，肺气肿；④颅脑扫描未见异常（病例 22 图 1）。2020 年 5 月 27 日尿脱落细胞检查：见非典型尿路上皮细胞，疑为癌细胞。

既往史：患高血压 40 年，最高达 180/120mmHg，服用降压药缬沙坦（代文）、硝苯地平控释片（拜新同）、倍博特，血压控制在 160/90mmHg 水平。30 余年前脑梗病史，现恢复可。双肺纤维化病史 7 年余，间断吸氧治疗，步行 30 ～ 40m 有喘憋症状。冠心病病史 4 年余，3 年前于当地医院行冠脉支架置入术，术后口服阿司匹林。4 年前因双下肢动脉硬化，行双下肢动脉支架置入术。吸烟史 20 余年，约 20 支 / 天。饮酒史 20 余年，约 250g/d。

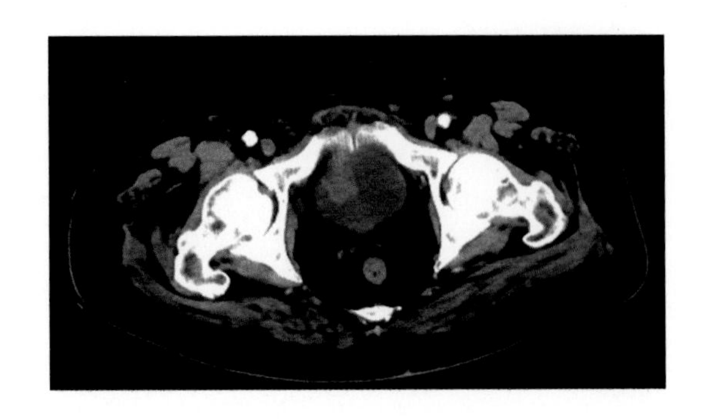

病例 22 图 1　患者入院 CT

体格检查：T 36.4℃，P 72 次 / 分，R 18 次 / 分，BP 147/85mmHg，KPS 60 分，营养评分 2 分。全身浅表淋巴结未触及肿大。双肺呼吸音清晰，未闻及明显干湿性啰音。心律齐，各瓣膜听诊区未闻及杂音。下腹部可见长约 10cm 手术瘢痕，愈合良好。腹软，无压痛、反跳痛，双肾区无叩击痛，双侧输尿管走行区无压痛，耻骨上叩诊鼓音，未触及膀胱。

二、入院诊断

1. 膀胱尿路上皮癌术后（$pT_2N_0M_0$ Ⅱ期）。
2. 局部复发。

三、诊疗经过

提交全院泌尿系肿瘤 MDT 专家组，会诊意见如下：

少见肿瘤科专家：患者 87 岁男性患者，膀胱癌术后局部复发，可外科评估是否可耐受膀胱部分切除术或 TURBT（经尿路膀胱肿瘤电切术），或行放射治疗，不建议化疗。

泌尿外科专家：考虑患者膀胱癌术后复发，拟行膀胱镜检查、手术治疗，患者高龄男性，既往基础病较多，经麻醉科评估后，患者手术风险较大，建议患者行放射治疗。

腹部放疗专家：患者膀胱癌部分切除术后局部复发，年龄大，且体质较差，若不能耐受手术治疗，建议行放射治疗。

组长意见：患者为膀胱癌部分切除术后局部复发，高龄男性，基础病较多，体质差，评估不耐受手术治疗及全身化疗，建议行放射治疗。

2020 年 6 月 4 日开始放疗，定位及放疗前排空膀胱，以全膀胱及前列腺为 CTV，外扩 10mm 为 PTV，95% 等剂量曲线包绕 PTV，处方剂量 DT200cGy/ 次，1 次 / 日，5 次 / 周。放疗 4000cGy/20 次后复位，病灶缩小。继续放疗 10 次，总量 DT6000cGy/30 次。放疗期间耐受可，肉眼血尿症状渐消失。2020 年 7 月 15 日出院。

患者出院后建议 2 周后返院复查，患者家属考虑年龄大，基础病较多，未再返院。出院后 1 个月、3 个月、半年电话随访无肉眼血尿。

四、诊疗经验

该例患者为膀胱尿路上皮癌术后($pT_2N_0M_0$ Ⅱ期)局部复发,依据 NCCN 指南 2020 版，患者为肌层浸润性膀胱癌非手术候选者，患者可行同步放化疗，或放射治疗，或经尿道膀胱肿瘤电切术（TURBT）。根据 CSCO 尿路上皮癌诊疗指南 2020 版，建议行最大程度 TURBT ＋同步放化疗；无法耐受化疗则单纯放疗。考虑该患者高龄，既往史基础病较多，体质差，经评估无法耐受手术及化疗。泌尿组 MDT 专家们经过讨论后，本着遵循指南并治疗个体化的原则,最终意见给予姑息性放疗。治疗过程顺利,近期效果满意。患者耐受可，未出现明显治疗毒性。

影像如病例 22 图 2、病例 22 图 3 所示。

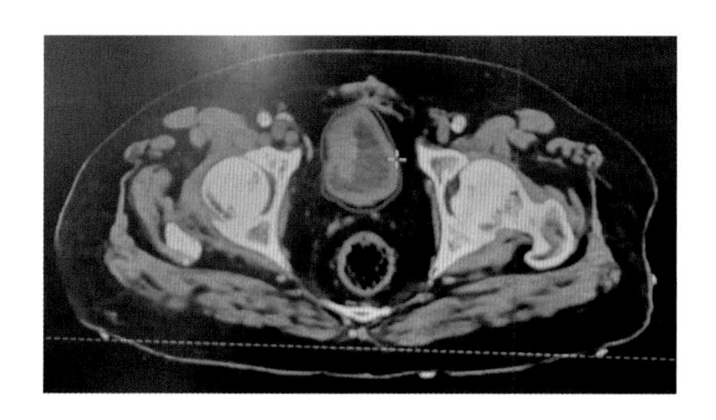

病例 22 图 2　定位 CT

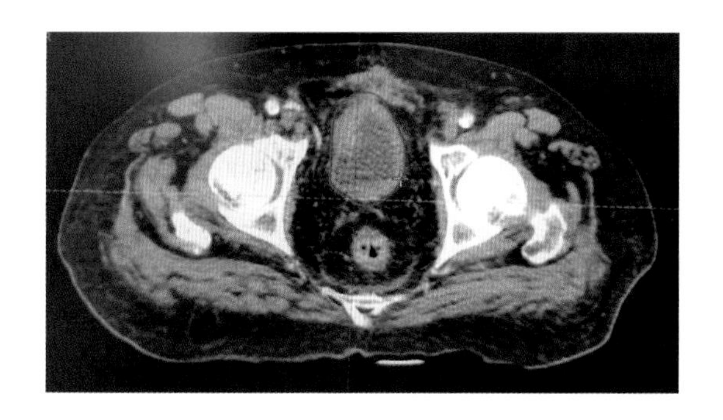

病例 22 图 3　放疗 20 次后复位 CT

（李　佳　李明焕）

参考文献

[1] 中国临床肿瘤协会 . 尿路上皮癌诊疗指南 2020. 北京：人民卫生出版社，2020：361-362.

[2]NCCN Clinical Practice Guidelines in Oncology（NCCN Guidelines®）. Bladder Cancer，Version1，2020.

病例 23

卵巢癌

一、病历摘要

患者周 ××，女，61 岁。2020 年 12 月 30 日首次入院。

现病史：患者因卵巢肿瘤于 2015 年 5 月在某县中医院行“子宫＋双附件＋大网膜切除术”。术后病理：右卵巢中低分化浆液性乳头状腺癌。子宫平滑肌瘤，萎缩性子宫内膜。慢性宫颈炎，左附件，左髂淋巴结 7 枚，右髂淋巴结 6 枚，大网膜未查见转移癌。术后给予紫杉醇＋卡铂化疗 6 次。2015 年底治疗结束。2018 年 5 月 30 日因右上腹隐痛于济南军区总医院行 PET-CT 检查提示肝周腹膜 FDG 代谢增高占位性病变，右侧心膈角区多发轻度 FDG 轻度增高小淋巴结，腰$_3$椎体水平肠系膜局限性增厚伴 FDG 代谢轻度增高，考虑为肿瘤腹膜转移，淋巴结转移。于某县中医院行紫杉醇＋卡铂化疗 2 次。化疗 2 次后因病情缓解自行停止。2020 年 3 月至 9 月因右上腹再次疼痛于该院给予紫杉醇＋卡铂化疗 5 次，效果不佳。病情持续进展，右侧胸部胀痛渐加重。为求进一步于 2020 年 12 月 30 日第 1 次入我院。入院后 2020 年 12 月 30 日：糖类抗原 CA125　23.94U/ml，人附睾蛋白 4　619.30pmol/L ↑。2021 年 1 月 4 日 PET-CT:①结合临床，卵巢癌术后，膈上淋巴结转移，肝周腹膜转移（局部侵及右侧腹壁），右侧腹壁转移，伴 FDG 高代谢；②考虑鼻咽部炎性病变；③右侧叶间胸膜小结节，未见确切高代谢，建议观察。2021 年 1 月 8 日 CT 胸部、上腹部平扫＋增强：结合临床，腹膜转移累及胸壁及肋骨，右侧膈上淋巴结转移，双侧锁骨上肿大淋巴结。给予化疗及靶向治疗（具体用药：注射用奥沙利铂 200mg 静脉输液，贝伐珠单抗注射液 400mg 静脉滴注，盐酸多柔比星脂质体（多美素）40mg 静脉输液），于 2020 年 1 月 8 日出院。

2021 年 1 月 28 日第 2 次入我院，诉右侧胸部胀痛明显减轻。CA125　16.80U/ml，人附睾蛋白 4　605pmol/L ↑。入院后行注射用奥沙利铂 200mg 静脉输液，盐酸多柔比星脂质体（多美素）40mg 静脉输液，2021 年 2 月 2 日出院。

返院 2021 年 2 月 20 日复查肿瘤标志物 CA125　12.80U/ml，人附睾蛋白 4　620pmol/L ↑。

2021 年 2 月 22 日 CT 胸部平扫+增强：结合临床，腹膜转移累及胸壁及肋骨，肝脏包膜受压波浪状，较前范围变化不著，右侧膈上淋巴结转移较前变化不著，双侧锁骨上肿大淋巴结，变化不著。MRI 检查观察肿瘤和周围组织的关系，2021 年 2 月 24 日 MRI 上腹部平扫加动态增强成像：结合卵巢癌病史，考虑腹膜转移侵及邻近胸壁及肋骨；膈上淋巴结转移。

体格检查：T 36.8℃，P 90 次 / 分，R 33 次 / 分，BP 109/82mmHg，KPS 90 分，营养评分 1 分。浅表淋巴结未触及肿大，胸廓正常，双侧呼吸动度对称，双侧语音震颤无增强或减弱，无胸部摩擦感。右侧胸前壁触及大小约 15m×8m×8cm 大小质地硬，与胸壁关系密切。妇科检查；盆腔未触及异常。

二、入院诊断

卵巢中低分化浆液腺癌 I 期术后化疗后复发。

三、诊疗经过

提交全院卵巢癌 MDT 专家组手术可行性，会诊意见如下：

肝胆科专家：卵巢癌复发，肝区及胸壁肿物较大。目前影像学检查提示肝脏受侵不明显，即使受侵也为表面受侵。剥离创面虽然较大，但是仍然可以完成该手术。

骨软专家：该患者肿瘤侵犯肋间肌肉及肋骨，手术需要该片肿瘤、肋骨及肌肉切除，部分肋骨切除基本不影响术后生活，肌肉如果缺损较大，可使用补片进行修补。

放疗专家：影像学检查患者双侧锁骨上淋巴结肿大，右侧膈上淋巴结转移，提示双侧锁上及膈上淋巴结均为转移，范围较大。放疗对范围大范围的淋巴结转移控制良好，且胸部淋巴结转移放疗的损伤更小。双侧锁骨上及膈上淋巴结科考虑后续进展后放疗，但是胸壁转移的肿瘤范围较大，其中乏氧细胞较多，放疗效果难以保证。如果能手术还是建议手术切除。

妇瘤专家 1：该患者目前属于铂耐药复发，目前化疗对于患者的治疗效果属于稳定，并没有显示很好的化疗敏感性。几大著名的临床试验 DESKTOP- Ⅲ，GOG-0213 级中国的 SOC-1 都不约而同提出对于铂敏感复发的患者，手术一定要达到 R_0，否则是不获益的。按照治疗原则，不建议该患者行手术治疗。

妇瘤专家 2：目前患者病情暂时缓解，患者复发后病程较长，病灶长期比较局限，提示肿瘤生物学行为恶性度不高，这样的病情化疗敏感性也不高。在中低分化卵巢癌中是较少见的。虽然目前有大型的临床试验提示铂耐药的患者不要手术，如果手术达不到 R_0 的患者不要手术，但是医学一定是在原有的基础上不断进步的，指南也每年都修订。我们仍不能放弃针对每个患者需要制定个体化的治疗方案。影像学检查提示肿瘤较局限，靠化疗的作用目前是暂时稳定，可以预见其后又会进展。故建议手术行胸壁肿瘤彻底切除，鉴于目前肿瘤标志物以及患者的主观症状显示化疗尚有一定的敏感性，术后可以继续化疗。视肿瘤的治疗效果决定是否早加放疗。鉴于淋巴结彻底转移通常不会导致致命性后果，也可等待肿瘤进展后再加放疗。

组长意见：建议行胸壁肿瘤切除，术后继续化疗。淋巴结视治疗反应决定观察还是及早放疗。

2021 年 3 月 3 日在全身麻醉下行“右侧部分胸壁及腹壁切除＋多根肋骨部分切除＋部分膈肌切除＋膈肌修补”。术后病理示：(右侧胸壁腹膜及肋骨)转移性低分化腺癌，结合病史，考虑来自卵巢。

术后原方案化疗 4 个疗程。末次化疗前 CT 评估：2021 年 5 月 31 日 8：17 CT 胸部平扫＋增强。①结合临床，腹膜转移累及胸壁及肋骨术后改变，右侧膈上淋巴结转移较前明显缩小，双侧锁骨上多发小淋巴结，变化不著；②右侧叶间胸膜小结节灶，建议观察。

四、诊疗经验

该患者属于铂耐药复发卵巢癌，依据 NCCN 指南 2021 版只能行化疗及靶向治疗，以及试用免疫治疗或参加临床试验等。无相对彻底性治疗方案。且铂耐药后平均生存时间仅 1 年左右，任由发展预后差。该患者发病局限，进展缓慢，且化疗敏感性不佳。如果不手术治疗，肿瘤持续进展会失去手术机会。手术至少可以控制局部症状，减轻患者痛苦。患者膈上淋巴结转移明确，但锁骨上是否为转移不明确。如果术中一并切除膈上淋巴结可能更好。即使后续需要放疗，也有利于缩小放射野。如果再有此种情况，应术中一并切除，尽量不等待。尽管专家们的初始意见并不统一，经过反复讨论、慎重协商后，本着患者利益最大化、治疗个体化的原则，最终形成的专家组意见为手术及术后化疗。鉴于淋巴结消退显著，肿瘤标志物理想，故转入复查。家属鉴于经济原因拒绝靶向维持治疗。治疗过程顺利，患者耐受性良好。近期疗效满意，手术及化疗不良反应能耐受。

治疗前后影像如病例 23 图 1 所示。

手术中图片（病例 23 图 2）：请肝胆科张波主任医师和骨软组织科孙保勇副主任医师上台，连同部分膈肌，部分前腹壁及部分肋骨（第 9 肋和第 10 肋）一并切除，应用心脏修补用涤纶布修补膈肌连接处腹膜。

治疗前后影像如病例 23 图 3 所示。

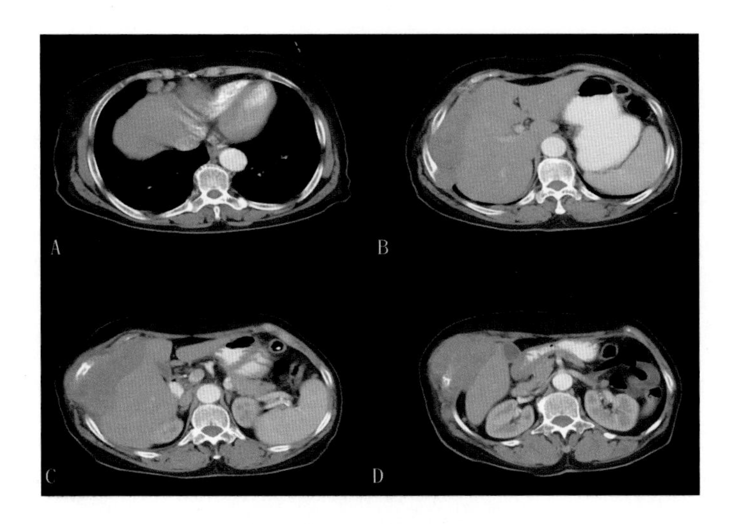

病例 23 图 1　治疗前后影像

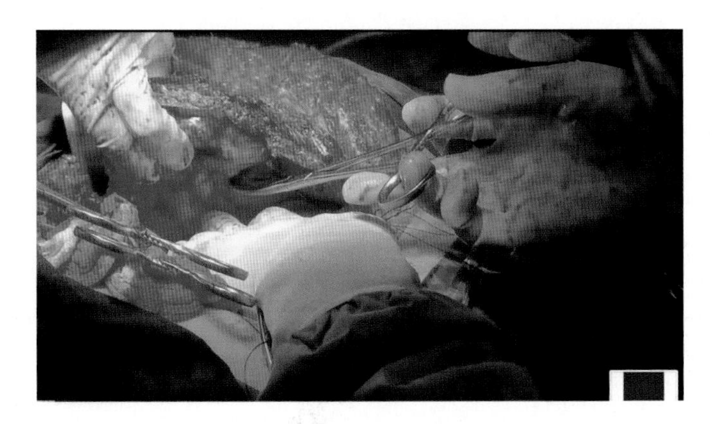

病例 23 图 2　手术中图片

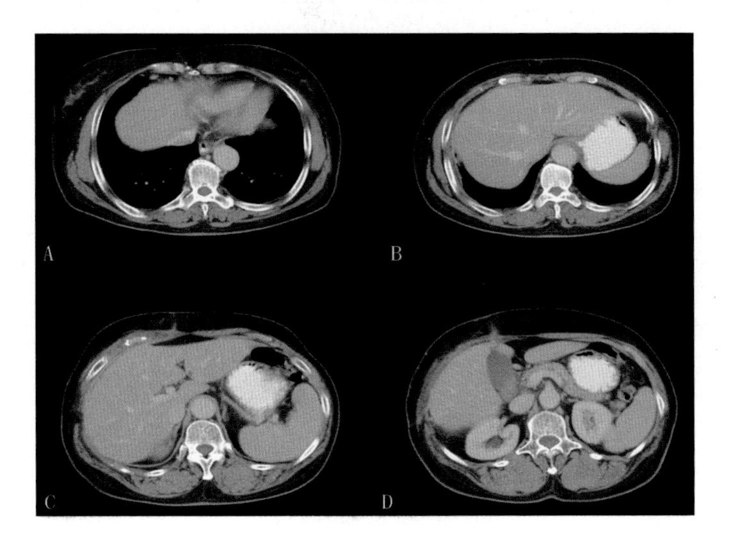

病例 23 图 3　治疗前后影像

肿瘤标志物变化如病例 23 图 4 所示。

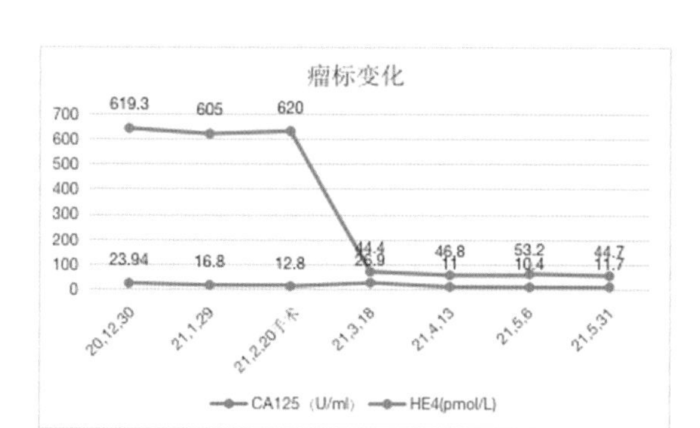

病例 23 图 4　肿瘤标志物变化

（宋趣清　陈　亮）

参考文献

[1]Ledermann J，et al.Olaparib maintenance therapy in platinum-sensitive relapsed ovarian cancer.N Engl J Med，2012，366(15)：1382-1392. DOI：10.1056/NEJMoa1105535.

[2]Ledermann JA，et al.Quality of life during olaparib maintenance therapy in platinum-sensitive relapsed serous ovarian cancer.British Journal of Cancer，2016，115：1313-1320.

[3]Pujade-Lauraine E，et al.Olaparib tablets as maintenance therapy in patients with platinum-sensitive，relapsed ovarian cancer and a BRCA1/2 mutation（SOLO2/ENGOT-Ov21）：a double-blind，randomised，placebo-controlled，phase 3 trial，2017，18（9）：1274-1284.

[4]Mirza MR，et al.Niraparib Maintenance Therapy in Platinum-Sensitive，Recurrent Ovarian Cancer.N Engl J Med，2016，375：2154-2164.

病例 24

直肠间质瘤

一、病历摘要

患者许 ××，女，48 岁。

现病史：患者因“大便困难半年余”遂 2020 年 8 月 25 日就诊于青岛某医院，入院后完善相关检查，2020 年 8 月 25 日行超声检查：子宫前位，宫体大小可，肌层回声不均，宫底后壁见大小约 1.6cm×0.9cm 低回声结节，形态较规则，内部回声均。宫颈后方见 10.9cm×8.3cm 混合回声包块，形态欠规则。子宫肌瘤盆腔囊实性占位。2020 年 8 月 25 日行盆腔 MRI 检查：盆腔巨大占位病变（12cm×10cm）伴多发出血、囊变，建议行穿刺活检（病例 24 图 1）。2020 年 8 月 27 日行盆腔穿刺活检术示胃肠道间质瘤。免疫组化结果:S100（-），SOX-10（-），CD34（+），Desmin（-），Ki67（约 30%+），CD117（部分 +），DOG-1（+），Vimentin（+）。基因检测：KIT E11 突变。

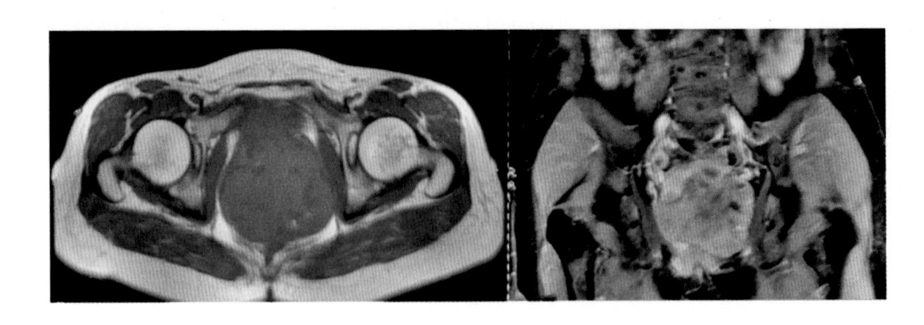

病例 24 图 1　2020 年 8 月 25 日盆腔 MRI 检查

现患者为求进一步治疗遂来我院就诊，门诊以“盆腔间质瘤”收入我科，患者自发病以来一般情况可，精神可，饮食可，小便正常，体重较前变化不著。

既往史：否认高血压、心脏病、糖尿病、脑血管、精神疾病史，否认肝炎、结核、疟疾等传染病史，否认手术史，否认重大外伤史，否认输血史，否认食物、药物过敏史。预防接种史不详。

月经史：13 岁月经初潮，经期 4/20 ～ 30 天，末次月经 2021 年 7 月 14 日。

体格检查：T　36.6℃，P　80 次 / 分，R　24 次 / 分，BP　132/78mmHg。中年女性，发育正常，营养良好，神志清楚，查体合作。全身皮肤黏膜无异常。口唇无发绀，伸舌无偏斜，无震颤。颈软无抵抗，颈动脉搏动正常，气管居中，甲状腺无肿大。胸廓正常，双侧呼吸动度对称，肋间隙正常，胸骨无压痛，双侧语音震颤无增强、减弱，无胸部摩擦感，双肺叩诊清音，呼吸音清晰，未闻及明显干湿性啰音。心前区无隆起，心尖搏动无移位，律齐，各瓣膜听诊区未闻及杂音。腹软平坦，无压痛，无反跳痛，腹部无包块。肝脏未触及。脾脏未触及，Murphy 氏征阴性，肾区无叩击痛，无移动性浊音。肠鸣音正常范围。

肛门检查：胸膝位，肛管皮肤完整，肛周皮肤无潮红、糜烂、出血等。肛门指诊，进指 7cm，距肛缘 2cm，左触及前壁及左侧壁可及外压性肿物，上缘无法触及，固定，直肠黏膜光滑无溃疡，触痛阳性，退指无血染。

二、入院诊断

盆腔间质瘤（来源于直肠）。

三、诊疗经过

提交全院结直肠肿瘤 MDT 专家组，会诊意见如下：

结直肠外科专家：患者目前诊断盆腔间质瘤，根据影像学检查结果，考虑来源直肠可能性大。该患者有以下特点：①特殊部位胃肠道间质瘤（低位直肠，距肛缘 3cm)；②初始肿瘤大（＞ 10cm)；③患者保肛意愿非常强烈。患者基因检测 KIT　E11 突变，对伊马替尼敏感，建议给予伊马替尼新辅助靶向治疗，每 2 ～ 3 个月复查 1 次，影像学评估疗效。待肿瘤缩小至 SD 状态后再考虑手术治疗。

消化内科专家：患者诊断盆腔间质瘤（来源直肠可能性大)，患者基因检测 KIT E11 突变，对伊马替尼敏感，建议给予伊马替尼（格列卫）400mg/d 新辅助治疗，后根据评估靶向治疗疗效情况，再追加手术治疗。

腹部放疗专家：患者目前诊断明确，建议术前新辅助治疗，治疗后根据影像学复查情况，决定是否追加手术治疗。

组长意见：患者胃肠道间质瘤诊断明确，目前手术治疗保肛概率低，且患者 KIT E11 突变，对伊马替尼敏感，建议给予伊马替尼新辅助治疗，待肿瘤缩小至 SD 状态后再考虑手术治疗。

总体治疗策略：术前新辅助治疗＋手术治疗。

2021 年 1 月 8 日 MRI 检查，如病例 24 图 2 所示：

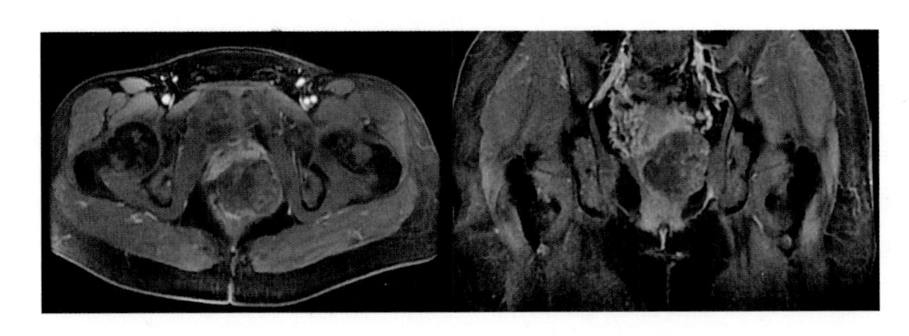

病例 24 图 2　2021 年 1 月 8 日 MRI 检查

注：盆腔间质瘤治疗后，部分坏死，来源于直肠可能，与阴道和宫颈分界不清。

2021 年 3 月 30 日 MRI 检查，如病例 24 图 3 所示。

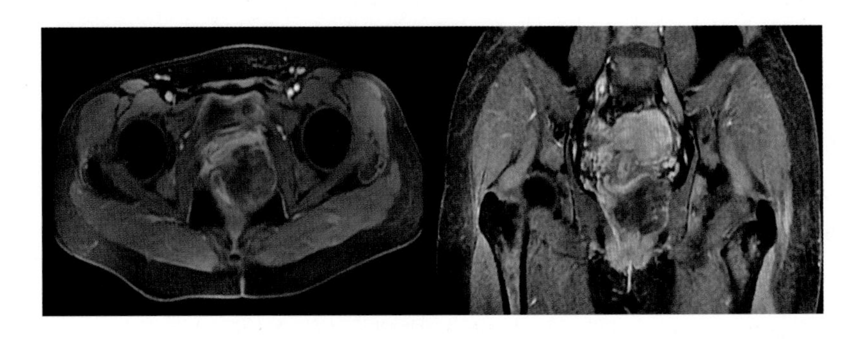

病例 24 图 3　2021 年 3 月 30 日 MRI 检查

注：盆腔间质瘤治疗后，部分坏死，来源于直肠可能，与阴道和宫颈分界不清，较前略好转，请结合临床。

2021 年 7 月 20 日 MRI 检查，如病例 24 图 4 所示：

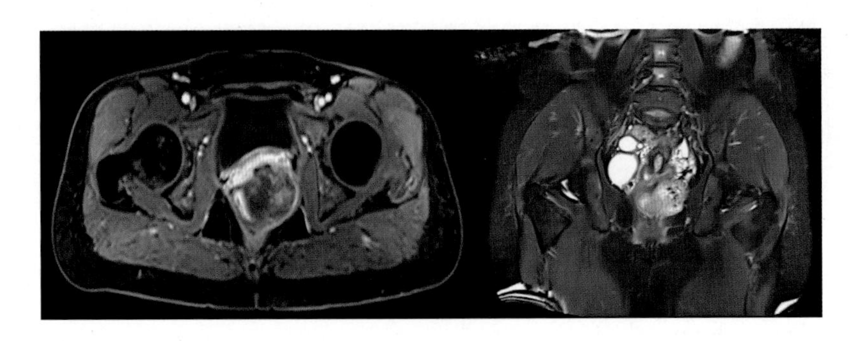

病例 24 图 4　2021 年 7 月 20 日 MRI 检查

注：盆腔间质瘤治疗后，来源于直肠可能，与阴道和宫颈分界不清，较前范围基本相仿，请结合临床；盆腔似略积液。

再次行院内多学科会诊：患者口服伊马替尼（格列卫）治疗 10 个月，2021 年 3 月 30 日前呈好转趋势。2021 年 3 月 30 日至 2021 年 7 月 20 日复查 MRI，变化较前无明显变化，处于 SD 状态，考虑近 4 个月术前伊马替尼治疗缩瘤效果欠佳，建议行根治性手术治疗。

术前查体：

专科检查：双合诊，肛门检查：胸膝位，肛管皮肤完整，肛周皮肤无潮红、糜烂、出血等。肛门指诊，进指 7cm，距肛缘 3cm，左触及前壁及左侧壁可及外压性肿物，上缘无法触及，固定，直肠黏膜光滑无溃疡，触痛阳性，退指无血染。

阴道指诊：进指 7cm，距外阴口 3cm，触及左后壁及后壁可及外压性肿物，边界不清，固定，阴道黏膜光滑无溃疡，触痛阳性，退指无血染。

术前诊断：盆腔间质瘤靶向治疗后。

治疗方案：

2021 年 8 月 6 日下午在局麻下行膀胱镜下双侧输尿管支架植入术。

2021 年 8 月 9 日腹腔镜下直肠间质瘤 Dixon 术＋预防性回肠末端双腔造口术＋肠粘连松解术。

2021 年 8 月 17 日上午在局麻下行膀胱镜下双侧输尿管支架取出术。

术中情况：盆腔约淡黄色腹水 30ml，肝、脾、大网膜、肠系膜、肠管未见转移结节，乙状结肠与左侧腹壁粘连，肿瘤位于直肠中下段，肿瘤下缘距肛缘约 3m，肿瘤约 6cm×4cm×3cm 大小，外生型，质韧，呈治疗后改变，肿瘤左前壁与阴道后壁粘连。

肿瘤大体标本及肿瘤剖开面观，如病例 24 图 5、病例 24 图 6 所示。

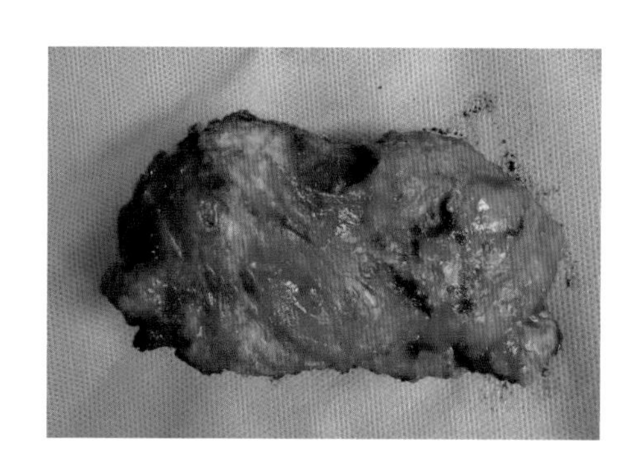

病例 24 图 5　肿瘤大体标本

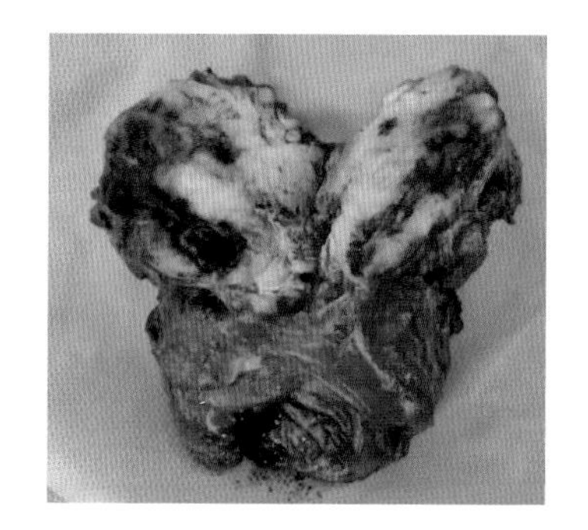

病例 24 图 6　肿瘤剖开面观

术后病理示：2021 年 8 月 11 日术后病理示：（直肠 5.5cm×5.0cm×4.5cm）查见瘤组织，具体诊断请待免疫组化标记确定。上、下切线未见瘤组织。（直肠）结合病史及免疫组化，符合胃肠道间质肿瘤，瘤组织呈治疗后改变，未见明确核分裂象。免疫组化：CD117（部分 +）、Dog-1（部分 +）、CD34（+）、SMA（+）、Desmin（-）、SDHB（-）、S - 100（-）、CKpan（-）、Ki-67（+ ＜ 1%）、β-catenin（-）。

术后诊断：直肠间质瘤（高危）。

术后基因检测：KIT E11 突变。

院内多学科会诊：行基因检测，若无 D842V 突变，口服伊马替尼至 5 年。

四、诊疗经验

该患者属于特殊部位（直肠下段）胃肠道间质瘤，患者保肛意愿强烈，根据基因检测结果，显示 KIT E11 突变，对伊马替尼敏感。考虑初始手术困难，保肛可能性小，完整切除困难大，给以术前药物治疗，并在 MDT 模式指导下，根据治疗效果评估，制订治疗方案和策略，取得了满意的治疗效果，做到了治疗效果和保障生活质量最优化。

（孙燕来　单军奇）

参考文献

[1] 中国临床肿瘤学会胃肠间质瘤专家委员会．中国临床肿瘤协会（CSCO）胃肠道间质瘤诊疗指南（2020 版）．北京：人民卫生出版社，2020.

[2] 中国医师协会外科医师分会胃肠道间质瘤诊疗专业委员会．中华医学会外科学分会胃肠外科学组．胃肠间质瘤规范化外科治疗中国专家共识（2018 版）．中国实用外科杂志，2018，38（9）：965-973.